Nicolas Raposo

Récupération Visuelle Post-AVC

Nicolas Raposo

Récupération Visuelle Post-AVC

Perception visuelle au cours de l'infarctus de l'artère cérébrale postérieure

Presses Académiques Francophones

Impressum / Mentions légales
Bibliografische Information der Deutschen Nationalbibliothek: Die Deutsche Nationalbibliothek verzeichnet diese Publikation in der Deutschen Nationalbibliografie; detaillierte bibliografische Daten sind im Internet über http://dnb.d-nb.de abrufbar.
Alle in diesem Buch genannten Marken und Produktnamen unterliegen warenzeichen-, marken- oder patentrechtlichem Schutz bzw. sind Warenzeichen oder eingetragene Warenzeichen der jeweiligen Inhaber. Die Wiedergabe von Marken, Produktnamen, Gebrauchsnamen, Handelsnamen, Warenbezeichnungen u.s.w. in diesem Werk berechtigt auch ohne besondere Kennzeichnung nicht zu der Annahme, dass solche Namen im Sinne der Warenzeichen- und Markenschutzgesetzgebung als frei zu betrachten wären und daher von jedermann benutzt werden dürften.

Information bibliographique publiée par la Deutsche Nationalbibliothek: La Deutsche Nationalbibliothek inscrit cette publication à la Deutsche Nationalbibliografie; des données bibliographiques détaillées sont disponibles sur internet à l'adresse http://dnb.d-nb.de.
Toutes marques et noms de produits mentionnés dans ce livre demeurent sous la protection des marques, des marques déposées et des brevets, et sont des marques ou des marques déposées de leurs détenteurs respectifs. L'utilisation des marques, noms de produits, noms communs, noms commerciaux, descriptions de produits, etc, même sans qu'ils soient mentionnés de façon particulière dans ce livre ne signifie en aucune façon que ces noms peuvent être utilisés sans restriction à l'égard de la législation pour la protection des marques et des marques déposées et pourraient donc être utilisés par quiconque.

Coverbild / Photo de couverture: www.ingimage.com

Verlag / Editeur:
Presses Académiques Francophones
ist ein Imprint der / est une marque déposée de
OmniScriptum GmbH & Co. KG
Heinrich-Böcking-Str. 6-8, 66121 Saarbrücken, Deutschland / Allemagne
Email: info@presses-academiques.com

Herstellung: siehe letzte Seite /
Impression: voir la dernière page
ISBN: 978-3-8416-2751-3

Copyright / Droit d'auteur © 2014 OmniScriptum GmbH & Co. KG
Alle Rechte vorbehalten. / Tous droits réservés. Saarbrücken 2014

A Carole, mon amour.

A mes parents, sans qui je ne serais jamais arrivé jusque là.

A ma sœur Valérie et Stéphane, pour tous ces moments de complicité.

A toute ma famille, qui m'a toujours soutenu.

A Ben, Patrice, Matthieu, Guillaume, Julien et toute la bande, toujours là dans les bons moments comme dans les mauvais.

A tous mes copains de l'internat.

A Angélique, Fabienne, Jean et Jérémie pour le plaisir que j'ai eu de travailler avec vous. Votre bonne humeur et votre enthousiasme ont grandement contribué à mon attrait pour notre spécialité.

A Isabelle pour la patience, la rigueur et la curiosité, que tu as su me communiquer.

A l'unité INSERM, pour son accueil chaleureux.

A l'ensemble de l'équipe du Cerco, et particulièrement à Simona pour les heures passées dans le laboratoire ESPACE.

A nôtre Président de thèse

Monsieur le Professeur Bernard GUIRAUD-CHAUMEIL

Professeur des Universités

Praticien Hospitalier (Neurologie)

Vous nous faites un grand honneur en acceptant de présider nôtre jury de thèse.
Vôtre expérience et vôtre savoir ont été pour nous un exemple.
Nous sommes fiers d'être compté parmi vos élèves.
Veuillez trouver ici le témoignage de nôtre profond respect et de nôtre admiration.

A nôtre Directeur de thèse

Monsieur le Professeur François CHOLLET

Professeur des Universités

Praticien Hospitalier (Neurologie)

Vous nous avez initiés à la recherche et au domaine de la plasticité cérébrale.

Vous êtes à l'origine de ce travail et vous nous avez guidés avec vôtre expérience et vôtre sens critique.

Vous nous avez aidés à faire les bons choix depuis le début de nôtre internat.

Vous nous faites un grand honneur en acceptant de siéger à ce jury de thèse.

Veuillez trouver ici le témoignage de nôtre sincère gratitude et de nôtre admiration.

A nôtre Jury de thèse

Monsieur le Professeur Vincent LARRUE

Professeur des Universités

Praticien Hospitalier (Neurologie)

Vous nous avez apportés vos grandes connaissances et vôtre expérience de la neurologie clinique, en particulier dans la pathologie neuro-vasculaire.
Vous nous faites un grand honneur en acceptant de juger ce travail.
Veuillez trouver ici le témoignage de nôtre profond respect et de nôtre admiration.

Monsieur le Professeur Christophe COGNARD

Professeur des Universités

Praticien Hospitalier (Neuroradiologie)

Vous nous avez initiés, avec beaucoup d'enthousiasme, à l'imagerie cérébrale.
Vous nous avez permis de nous familiariser avec l'imagerie fonctionnelle.
Vous nous faites un grand honneur en acceptant de siéger à ce jury de thèse.
Veuillez trouver ici le témoignage de nôtre profond respect et de nôtre sincère gratitude.

Monsieur le Professeur Yves SAMSON

Professeur des Universités

Praticien Hospitalier (Neurologie)

Vous nous faites l'honneur de siéger à ce jury de thèse.
Nous sommes fiers que vous jugiez nôtre travail.
Veuillez trouver ici le témoignage de nôtre profond respect et de nôtre admiration.

Monsieur le Docteur Jean-François ALBUCHER

Praticien Hospitalier (Neurologie)

Vous nous avez communiqués, depuis le début de nôtre internat, vôtre passion et vôtre savoir.
Vous avez toujours été pour nous un ami et un conseiller de confiance.
Vous nous avez toujours soutenus dans les moments difficiles.
Vous nous faites un grand honneur en acceptant de juger ce travail.
Veuillez trouver ici le témoignage de nôtre sincère gratitude et de nôtre admiration.

Madame le Docteur Alexandra SEVERAC-CAUQUIL

Maître de Conférences (Université Paul Sabatier)

Vous nous avez initiés aux mystères de la perception visuelle et à son exploration électrophysiologique.

Vous nous avez accueillis chaleureusement au sein du laboratoire et vous nous avez guidés pendant cette année de recherche dans la bonne humeur.

Vous nous faites un grand honneur en acceptant de siéger à ce jury de thèse.

Veuillez trouver ici le témoignage de nôtre sincère gratitude et de nôtre admiration.

SOMMAIRE

LISTE DES ABREVIATIONS — 9

INTRODUCTION — 10

CHAPITRE 1 : ORGANISATION FONCTIONNELLE DU SYSTEME VISUEL — 11

   1. **ANATOMIE DU SYSTEME VISUEL** — 11
      1.1. DE LA RETINE AU CORTEX VISUEL — 11
      1.2. LE CORTEX VISUEL — 12

   2. **ORGANISATION FONCTIONNELLE DU CORTEX VISUEL** — 14
      2.1. LA VOIE VENTRALE — 14
      2.2. LA VOIE DORSALE — 15

CHAPITRE 2 : INFARCTUS DE L'ARTERE CEREBRALE POSTERIEURE — 16

   1. **EPIDEMIOLOGIE ET SEMIOLOGIE** — 16

   2. **VISION RESIDUELLE** — 17
      2.1. EVOLUTION SPONTANEE — 17
      2.2. REEDUCATION VISUELLE — 19

CHAPITRE 3 : PLASTICITE CEREBRALE — 21

   1. **LE CONCEPT DE PLASTICITE CEREBRALE** — 21

   2. **PLASTICITE CEREBRALE POST-AVC** — 23
      2.1. MECANISMES ET PRINCIPES — 23
      2.2. PLASTICITE CEREBRALE ET PERFORMANCES COMPORTEMENTALES — 27
      2.3. DECOURS TEMPOREL — 29

CHAPITRE 4 : MATERIEL ET METHODE — 32

   1. **SUJETS** — 32
      1.1. PATIENTS — 32
      1.2. VOLONTAIRES SAINS — 32

   2. **METHODE** — 33
      2.1. PROTOCOLE — 33
      2.2. EXAMEN OPHTALMOLOGIQUE — 34
      2.3. ETUDE PSYCHOPHYSIQUE ET ELECTROPHYSIOLOGIQUE — 34
      2.4. IRM FONCTIONNELLE — 36
      2.5. EXAMEN NEUROLOGIQUE — 38

   3. **ANALYSE DES RESULTATS** — 38

CHAPITRE 5 : RESULTATS _____ 39

1. LES VOLONTAIRES SAINS _____ 39
- 1.1. CARACTERISTIQUES _____ 39
- 1.2. ETUDE PSYCHOPHYSIQUE DE LA VISION _____ 39
- 1.3. ETUDE ELECTROPHYSIOLOGIQUE _____ 40
- 1.4. IRM FONCTIONNELLE _____ 41
- 1.5. SYNTHESE _____ 43

2. LES PATIENTS _____ 44
- 2.1. PATIENT N°1 : QUM _____ 44
- 2.2. PATIENT N°2 : FOG _____ 55
- 2.3. PATIENT N°3 : DEM _____ 66
- 2.4. PATIENT N°4 : BOA _____ 76
- 2.5. PATIENT N°5 : PEH _____ 85
- 2.6. PATIENT N°6 : PEA _____ 95
- 2.7. ANALYSE DU GROUPE PATIENT (N=6) _____ 106

3. COMPARAISON PATIENTS / VOLONTAIRES SAINS _____ 113
- 3.1. ETUDE ELECTROPHYSIOLOGIQUE _____ 113
- 3.2. IRM FONCTIONNELLE _____ 117

CHAPITRE 6 : DISCUSSION _____ 120

CONCLUSION _____ 129

REFERENCES _____ 131

LISTE DES ABREVIATIONS

ACM : Artère cérébrale moyenne
ACP : Artère Cérébrale Postérieure
AVC : Accident Vasculaire Cérébral
BOLD : Blood Oxygen Level Dependent
CGL : Corps Géniculé Latéral
EEG : Electro-encéphalographie
FLAIR : Fluid Attenuated Inversion Recovery
HLH : Hémianopsie Latérale Homonyme
IRM : Imagerie par Résonance Magnétique
IRMf : Imagerie par Résonnance Magnétique fonctionnelle
MEG : Magnéto-EncéphaloGraphie
MMSE : Mini Mental State Examination
NIIISS : National Institutes of Health Stroke Scale
PEV : Potentiels Evoqués Visuels
PMC : Cortex Pré-Moteur
QLH : Quadranopsie Latérale Homonyme
S1M1 : cortex sensorimoteur primaire
SMA : Aire Motrice Supplémentaire
SPECT : Single Photon Emission Computed Tomography
TDM : TomoDensitoMétrie
TEP : Tomographie par Emission de Positons

INTRODUCTION

L'accident vasculaire cérébral constitue, en France, la première cause de handicap chez les sujets de plus de 65 ans. La connaissance des mécanismes de récupération fonctionnelle présente donc un intérêt majeur, dans le sens où elle constitue la première étape dans l'élaboration d'une thérapie (méthode de rééducation et/ou médicament) permettant de réduire le handicap. On retrouve dans la littérature scientifique des travaux sur la récupération du déficit moteur ou du langage. Mais, à ce jour, la récupération fonctionnelle du déficit visuel reste encore très mal connue. En effet, aucune étude longitudinale, à partir de la phase aiguë de l'AVC n'a été réalisée dans ce domaine.

Pour décrire l'histoire naturelle du déficit visuel et en comprendre ses mécanismes, nous avons réalisé une étude longitudinale sur 3 mois de 6 patients ayant présenté un infarctus de l'artère cérébrale postérieure. Chaque patient devait réaliser 3 visites après l'AVC : à la phase aiguë, à 1 mois et à 3 mois. A chaque visite, la vision des patients a été étudiée selon 3 aspects : psychophysique (perception des couleurs et du mouvement), électrophysiologique (enregistrement des PEV) et imagerie fonctionnelle métabolique (IRMf). Parallèlement à ces patients, nous avons étudié selon les mêmes modalités un groupe contrôle de 5 volontaires sains.

L'objectif de cette étude est d'apporter des éléments de réponse concernant les mécanismes de récupération fonctionnelle qui surviennent dans les suites d'un déficit de la perception visuelle d'origine neuro-vasculaire.
En premier lieu, nous montrerons comment se présente initialement le déficit visuel. Il sera intéressant de savoir si les dissociations visuelles (perception du mouvement préservée alors que la perception des formes et des couleurs est déficitaire, et inversement) décrites chez les patients hémianoptiques chroniques apparaissent précocement.
Ensuite, nous pourrons décrire l'évolution du déficit visuel, savoir s'il existe une récupération spontanée et apprécier son ampleur.
Enfin, par l'étude des corrélats électrophysiologiques et métaboliques du déficit et de son évolution, nous tenterons d'appréhender les mécanismes de la récupération fonctionnelle.

CHAPITRE 1 : ORGANISATION FONCTIONNELLE DU SYSTEME VISUEL

1. ANATOMIE DU SYSTEME VISUEL

1.1. DE LA RETINE AU CORTEX VISUEL

La rétine constitue la première structure assurant le traitement visuel, par l'intermédiaire de deux grands types de cellules : les photorécepteurs et les cellules ganglionnaires.
Chaque cellule ganglionnaire reçoit les afférences de plusieurs photorécepteurs couvrant une petite fenêtre du champ visuel de l'ordre du degré d'angle visuel, appelée champ récepteur du neurone (Imbert 1983[1]).
Le réseau de neurones rétiniens joue un rôle de compression de données (Wandell 1995[2]) : on passe de 105 millions de photorécepteurs par rétine à 1,5 millions de cellules ganglionnaires, dont les axones constituent le nerf optique. Les axones des cellules ganglionnaires convergent vers la papille pour former le nerf optique qui se projette sur plusieurs structures :
- le corps géniculé latéral (CGL), situé dans la partie postérieure du thalamus. Il constitue le principal relais de l'information visuelle entre la rétine et le cortex visuel
- le colliculus supérieur, impliqué dans les mouvements oculaires
- le noyau supra chiasmatique, structure hypothalamique participant à la régulation des rythmes circadiens par la lumière
- certains noyaux du pretectum impliqués dans la motricité oculaire réflexe et l'accommodation
- des noyaux du système optique accessoire mis en jeu dans les réflexes de stabilisation du globe oculaire.

90% des fibres du nerf optique se dirigent vers le CGL en subissant une décussation partielle au niveau du chiasma optique : les axones des cellules ganglionnaires des hémi-retines nasales décussent pour se projeter vers le CGL controlatéral alors que ceux des hémi-retines temporales se projettent sur le CGL homolatéral.
90% des neurones du CGL reçoivent des afférences rétiniennes et envoient leur axone vers le cortex visuel primaire V1.
Le CGL est organisé en 6 couches neuronales, chacune contenant une représentation de l'hémi-champ visuel controlatéral vu par l'un ou l'autre des 2 yeux.

On distingue 3 types de neurones au niveau du CGL :
- Neurones P (parvocellulaires) ; innervés par les cellules bêta de la rétine ; relais de la vision des couleurs et des détails fins ; latence de 70 ms après le stimulus visuel
- Neurones M (magnocellulaires) ; innervés par les cellules alpha ; grande sensibilité aux hautes fréquences temporelles (image en déplacement rapide) ; latence de 50 ms
- Neurones K (koniocellulaire) : entre les couches du CGL ; innervés par cellules gamma ; propriétés mal connues ; latence de 80 ms.

Il existe ainsi une ségrégation fonctionnelle au niveau du CGL. Outre les afférents rétiniens, le CGL reçoit des voies feedback issues de V1, dont le rôle reste mal connu.

1.2. LE CORTEX VISUEL

Le cortex visuel représente dans son ensemble environ 15% de la surface corticale totale.

Il est constitué de plusieurs aires fonctionnelles, parmi lesquelles on distingue le cortex strié (cortex visuel primaire V1 ou aire 17 de Brodmann) des aires extra-striées.

Les neurones du CGL envoient la grande majorité de leurs axones vers le lobe occipital, au niveau de l'aire corticale V1. Il existe par ailleurs , chez le singe et probablement chez l'homme , un petit nombre de connexions reliant directement les neurones K du CGL à certaines autres aires comme V2 , V4 , MT (V5 chez l'homme) et le cortex temporal (Bullier et al 1994[3]).

On retrouve, au niveau de V1, une représentation rétinotopique de l'hémi-champ visuel controlatéral. Cette représentation présente quelques particularités :
- elle privilégie la partie centrale du champ visuel puisque les 10 degrés centraux (correspondant à 1/60 du champ visuel) sont codés par la moitié de V1.
- elle est inversée puisque l'hémi-champ visuel supérieur est représenté dans la moitié inférieure de V1 (ie berge ventrale de la scissure calcarine)
- la plupart des neurones de V1 répondent à la stimulation visuelle par l'intermédiaire des 2 yeux : ils sont dits binoculaires.

D'autres aires corticales participent au traitement de l'information visuelle.
Une trentaine d'aires ont été identifiées chez le singe. Chez l'homme, un certain nombre d'entre elles ont récemment été mises en évidence grâce à l'imagerie fonctionnelle (Sereno et al 1995 [4] ; Tootell et al 1996 [5]).

L'aire V2 est située autour de V1, avec qui elle est fortement connectée.
Elle présente une organisation en 3 jeux de bandes disposées perpendiculairement à la surface corticale : bandes fines, bandes épaisses et inter-bandes.
Cette organisation est à l'origine de plusieurs canaux, traitant en parallèle différents types d'informations : le canal M (magnocellulaire), le canal P-IB (parvocellulaire inter-blob) et le canal PK-B (parvocellulaire, koniocellulaire, blob).

Le canal M transmet l'information à l'aire MT/V5. Les cellules de cette aire ont une sélectivité au déplacement de la lumière. C'est la raison pour laquelle V5 est considérée comme l'aire du mouvement. Après l'aire MT, l'information est envoyée au cortex pariétal qui est impliqué dans le contrôle des mouvements oculaires, la coordination visuo-motrice, la mémoire de travail visuelle et l'analyse du déplacement des objets. L'ensemble des aires impliquées forme ce que l'on nomme le système occipito-pariétal, ou voie dorsale. Ce système est préférentiellement impliqué dans la localisation spatiale des objets.

Les canaux P-IB et PK-B projettent vers les aires V2 et V4. Les cellules de V4 présentent un champ récepteur plus large qu'en V1 avec une sélectivité à l'orientation et aux couleurs ; ce qui fait de cette aire, l'aire de la perception de la forme et des couleurs. Après l'aire V4, l'information est transmise au lobe temporal, impliqué dans la reconnaissance et l'identification des objets ainsi que dans la mémoire à long terme (des formes, des concepts). L'ensemble de ces aires constitue le système occipito-temporal, ou voie ventrale. Ce système est préférentiellement impliqué dans la reconnaissance et l'identification des objets.

2. ORGANISATION FONCTIONNELLE DU CORTEX VISUEL

Outre le cortex visuel strié, il existe des aires visuelles extra striées, qui sont des aires ayant des cytoarchitectures distinctes et des fonctions visuelles spécifiques (Zilles et Clarke 1997[6]).

L'organisation de ces aires s'appuie sur le modèle initialement proposé par Mishkin et Ungerleider, 1983[7], qui distingue les deux grandes voies corticales : la voie occipito-temporale (voie ventrale) et la voie occipito-pariétale (voie dorsale).

La voie ventrale est la voie « *what* » qui permet l'analyse fine d'une scène visuelle, incluant le traitement de la forme et de la couleur. Elle permet de distinguer un motif, un objet particulier.

La voie dorsale est la voie « *where* » qui traite les caractéristiques spatiales de la scène visuelle et analyse le mouvement.

Ces 2 réseaux ont une origine commune : les aires V1 et V2. Ils se séparent ensuite pour gagner le lobe temporal (pour la voie ventrale) ou le lobe pariétal (pour la voie dorsale).

La structure de ces deux voies a été étudiée d'une part par l'approche fonctionnelle grâce à des expériences d'ablation chez le singe, de description d'hommes cérébro-lésés, puis plus récemment par imagerie fonctionnelle chez l'homme sain (Haxby et al 1991[8]) ou cérébro-lésé (Le et al 2002[9]), et d'autre part par l'approche anatomique des projections en avant (feedforward), en retour (feedback) et latérales existant entre les différentes aires (Barone et al., 2000[10]) pour appuyer les liens fonctionnels entre celles-ci.

2.1. LA VOIE VENTRALE

Au sein de la voie ventrale, l'aire V4 est une aire particulièrement étudiée.

En effet, chez le singe, V4 semble impliquée dans le traitement des couleurs et de la forme (Cowey 1994[11]). Néanmoins sa nécessité dans la vision des couleurs est débattue car des expériences d'ablation de cette aire, chez le macaque, n'ont pas entraîné de profond déficit de discrimination des couleurs (Heywood et Cowey 1987[12]).

Chez l'homme, grâce à l'imagerie fonctionnelle, le complexe de la couleur a été localisé dans le gyrus fusiforme (Lueck et al, 1989[13] ; Hadjikhani et al 1998[14]). Une lésion de ce complexe entraîne généralement une achromatopsie (Meadows 1974[15]). Ce complexe est appelé V4 par certains (McKeefry et al 1997[16]; Zeki et al 1998[17]), V8 par d'autres (Hadjikhani et al., 1998[14]). Il s'agit en fait d'une même région, ayant une représentation rétinotopique de l'hémi-champ controlatéral. L'appellation différente résulte de la divergence sur l'existence d'une aire V4v, située en arrière de V4/V8, ayant une représentation rétinotopique du quadrant supérieur controlatéral seulement (Zeki 2003 [18]).

L'implication de V4 dans le traitement des formes s'appuie sur des enregistrements de neurones chez le macaque (Gallant at al 1993[19], Gallant et al 1996[20]).
Chez l'homme le rôle de V4 dans la perception des formes est étayé par des travaux d'imagerie fonctionnelle chez le sujet sain (Wilkinson et al 2000 [21]) et des études chez l'homme cérébro-lésé (Gallant et al 2000[22]).

2.2.LA VOIE DORSALE

Chez le singe, l'aire MT joue un rôle majeur dans la voie dorsale. Il s'agit d'une aire située à la jonction temporo-pariéto-occipitale (Van Essen et al 1981[23]). Ses neurones répondent à la direction et la vitesse de stimuli en mouvement (Snowden, Treue & Andersen, 1992[24]) et son inactivation entraîne un déficit de discrimination de la direction du mouvement.
Le cortex visuel de l'homme possède également une aire à la jonction temporo-pariéto-occipitale, qui semble être l'homologue de MT : l'aire V5.
Cette analogie s'appuie tout d'abord sur l'étude de sujets cérébro-lésés. Zeki (1991)[25] a décrit le cas d'un patient présentant une lésion bilatérale de cette région, à l'origine d'un déficit sévère de la détection du mouvement (akinétopsie). Il existe ensuite de très nombreux travaux d'imagerie fonctionnelle mettant en évidence une activation spécifique de cette région par des stimuli en mouvement (Watson et al, 1993[26] ; Tootell et al, 1995[27] ; Goebel, Khorram-Sefat, Muckli, Hacker, & Singer, 1998[28]). De plus, plusieurs études électrophysiologiques en TMS (Transcranial magnetic stimulation) ont confirmé l'implication de V5 dans la perception du mouvement (Ellison et al, 2003 [29] ; Antal et al, 2004 [30]).
Cette dichotomie « voie ventrale / voie dorsale » n'est pas aussi tranchée en réalité. Par exemple, des afférences parvocellulaires (classiquement voie ventrale) sur MT (classiquement voie dorsale) ont pu être mises en évidence chez le singe (Nassi et al 2006 [31]).
Néanmoins, nous nous appuierons, pour cette étude, sur ce modèle d'organisation du cortex cérébral, qui permet de clarifier les hypothèses explicatives.

CHAPITRE 2 : INFARCTUS DE L'ARTERE CEREBRALE POSTERIEURE

1. EPIDEMIOLOGIE ET SEMIOLOGIE

En France, l'incidence annuelle des AVC est de 140 / 100000. 80% des AVC sont ischémiques. L'AVC constitue la première cause de handicap chez le sujet de plus de 65 ans. L'étude des mécanismes de récupération fonctionnelle des déficits secondaires à un AVC présente donc un intérêt majeur.
Avec l'apport de l'imagerie fonctionnelle, l'étude de ces mécanismes s'est développée, notamment dans le domaine des déficits moteurs (Loubinoux et al 2003 [32]) ou des troubles du langage (Cardebat, Démonet et al 2003[33]; Leger, Démonet et al 2002[34]). Mais peu d'études ont porté sur les déficits visuels consécutifs à un AVC. Pour appréhender au mieux ces troubles visuels, nous avons décidé de nous focaliser sur l'infarctus de l'ACP (artère cérébrale postérieure), qui représente 5 à 10% des AVC dans la population générale (Brandt et al 2000 [35]).
L'ACP appartient au système vertébro-basilaire et assure la vascularisation de la région temporo-occipitale interne. On distingue l'infarctus superficiel, qui touche une partie plus ou moins étendue du cortex occipital interne et du cortex temporal interne, de l'infarctus profond, responsable d'une atteinte thalamique. Nous nous restreindrons, dans notre étude, à l'infarctus superficiel (ou total) de l'ACP, d'une part en raison du fait que les principaux symptômes de cet infarctus sont les troubles visuels à type d'HLH (hémianopsie homonyme latérale), et d'autre part du fait que les symptômes neuropsychologiques à type de négligence sont moins fréquents que lors d'un infarctus de l'artère cérébrale moyenne.
Dans la littérature, on retrouve des études descriptives sur les symptômes présentés à la phase aiguë de l'infarctus de l'ACP (Brandt et al., 1995[36], Cals et al, 2002[37]), confirmant la large prédominance des troubles visuels (93%) dans cet infarctus par rapport aux déficits moteurs (28%), sensitifs (29%), aux troubles du langage (10%) ou troubles neuropsychologiques (32%).

2. VISION RESIDUELLE

L'infarctus superficiel de l'ACP est à l'origine d'une lésion plus ou moins étendue du cortex visuel strié (artère calcarine) et extra-strié. C'est la raison pour laquelle les troubles visuels sont très fréquemment observés à la phase aiguë de ce type d'AVC. Il s'agit, selon le registre de Cals et al 2002[37], le plus souvent d'une hémianopsie latérale homonyme (67%) ou d'une quadranopsie latérale homonyme (22%), plus fréquemment supérieure qu'inférieure. Néanmoins, on trouve, dans la littérature, de très nombreuses descriptions de patients présentant, à distance de l'AVC, des capacités visuelles variables dans leur hémi-champ initialement aveugle.

2.1. EVOLUTION SPONTANEE

Il est décrit différents types d'évolution visuelle après une lésion du cortex strié.
On distingue la vision résiduelle consciente de la vision résiduelle inconsciente (Blindsight).
Après une lésion du cortex visuel primaire, certains sujets récupèrent parfois une vision consciente totale, notamment après infarctus de l'ACP. Mais il n'existe pas ou peu d'étude permettant d'évaluer la proportion de patients ayant cette évolution favorable. Par exemple, Gray et al 1989[38] avaient retrouvé que 17% des patients ayant présenté une HLH complète par AVC hémisphérique avaient récupéré totalement de leur déficit visuel, 28 jours après l'AVC. Mais les patients inclus pouvaient présenter tout type d'AVC (hémorragique ou ischémique, territoire sylvien ou de l'ACP) et l'évaluation visuelle était grossière (évaluation clinique sans périmétrie).

D'autres patients ont une récupération visuelle consciente sélective, c'est-à-dire qu'ils récupèrent la capacité de détecter de façon consciente et de discriminer seulement certains aspects (couleur, mouvement) des stimuli visuels présentés dans l'hémi-champ « aveugle ».
En 1917, George Riddoch[39] avait déjà décrit le cas de 10 soldats présentant une HLH par lésion traumatique du cortex strié. Il avait constaté chez plusieurs d'entre eux la capacité à détecter, de façon consciente la présence d'un mouvement à l'intérieur de leur scotome, sans être capable de caractériser les autres attributs des stimuli. Cette capacité résiduelle à détecter de façon consciente le mouvement dans le champ « aveugle » porte le nom de syndrome de Riddoch. Ce syndrome a été, par la suite, largement décrit (Mestre et al 1992[40] ; Ceccaldi et al 1992[41]), notamment chez le patient GY (Barbur et al 1993[42] ; Zeki et Ffytche 1998[43] ; Goebel et al 2001[44] ; Schoenfeld et al 2002[45]).

D'autres auteurs ont décrit des cas de vision résiduelle consciente spécifique à la couleur (Rovamo et al 1982 [46]; Milner et Heywood 1989 [47]; Humphrey 1996 [48], Guo et al 1998[49]).

Enfin, l'utilisation des épreuves de choix forcé a permis de montrer que certains patients présentant une lésion du cortex visuel strié étaient capables de détecter et de discriminer des stimuli présentés dans leur champ aveugle, bien qu'ils nient voir quelque stimulus que ce soit. Cette perception visuelle inconsciente, dénommée « Blindsight », a été décrite par de nombreux auteurs (Weiskrantz et al 1986[50] ; Poppel et al 1973[51] ; Stoerig & Cowey 1997[52], Azzopardi et Cowey 1997[53]).

L'étude des mécanismes sous-tendant les capacités visuelles résiduelles, après lésion du cortex strié, a fait l'objet de nombreux travaux sur des sujets présentant, plusieurs années après leur accident, soit une vision résiduelle consciente sélective, soit un blindsight, séquellaire d'une lésion du cortex visuel. Il existe, actuellement, deux principales hypothèses sur les mécanismes explicatifs de cette récupération fonctionnelle visuelle.

Certains auteurs attribuent ces capacités résiduelles à des îlots préservés de V1. Ce serait les zones de V1, épargnées par le processus lésionnel, qui, en conservant leurs projections normales sur les aires extra-striées, seraient à l'origine de ces fonctions visuelles préservées. Cette hypothèse s'appuie sur des travaux chez l'homme et le singe. Des auteurs ont utilisé la périmétrie haute résolution chez un patient hémianoptique présentant un blindsight, pour mettre en évidence qu'il existait des neurones de V1, épargnés au sein de la lésion corticale, pouvant être responsable du blindsight (Fendrich et al 1992 [54]). Plusieurs études chez l'homme (Scharli et al 1999[55] ; Morland et al 2004[56]) et le singe (Kaas et al 1992[57]) appuient cette hypothèse. Néanmoins, les capacités résiduelles de certains patients, avec des lésions très étendues de V1, peuvent difficilement être expliquées par ce mécanisme. En effet, en utilisant la micro-périmétrie, Kentridge et al (1997)[58] n'ont mis en évidence aucun îlot préservé au sein de V1, chez un patient présentant un blindsight. D'autre part, plusieurs études en imagerie fonctionnelle (Zeki et Ffytche 1998[43] ; Barbur et al 1993[42] ; Goeble et al 2001[44]), chez des patients avec lésion de V1 n'ont mis en évidence aucune activation au sein du cortex strié lésé.

Certains auteurs pensent donc que des afférences sous corticales directes sur les aires extra-striées court-circuitent V1 et rendent compte de la vision résiduelle. En effet, il a été mis en évidence, chez le singe, un réseau issu de la rétine, passant par le colliculus supérieur puis le pulvinar pour se projeter sur MT (Standage et Benevento, 1983[59]) et une voie directe du CGL sur MT (Sincich et al 2004 [60]). De nombreuses études en imagerie fonctionnelle, chez des patients avec blindsight ou syndrome de Riddoch (Zeki et Ffytche 1998[43] ; Barbur et al 1993[42]

; Goeble et al 2001[44]), ont mis en évidence des activations des aires extra-striées ipsi-lésionnelles sans activation de V1. Schoenfeld et al (2002)[45] ont couplé l'utilisation de l'IRMf à celle de la MEG chez un patient présentant un syndrome de Riddoch. L'IRMf retrouvait, en condition mouvement, une activation de V2/V3 et V5 sans activation de V1 sur l'hémisphère ipsi-lésionnel tandis qu'il était retrouvé une activation de V1, V2, V3 et V5 du côté contro-lésionnel. L'analyse des données de la MEG révélait que l'activation de V5 était plus précoce que V2/V3 du côté atteint, alors que V1, V2, V3 s'activaient avant V5 du côté sain. Ces résultats suggèrent que ce sont des afférences directes sur V5 qui sont à l'origine du syndrome de Riddoch et non des îlots préservés de V1. Il existe en définitive de nombreux arguments en faveur de cette hypothèse, bien que le rôle d'îlots épargnés de V1 ne puisse pas être écarté dans certains cas particuliers.

Les capacités résiduelles visuelles sont donc variables et leurs substrats neuronaux encore insuffisamment connus.

2.2. REEDUCATION VISUELLE

L'existence de certaines fonctions visuelles dans le champ « aveugle » apparaissant à distance d'une lésion ischémique du cortex strié suggère l'existence d'une récupération fonctionnelle. L'amélioration de cette récupération fonctionnelle a fait l'objet de nombreux travaux avec la mise au point de techniques de rééducation. Outre les techniques d'aide optique (miroirs, prismes de Fresnel), dont l'efficacité n'a jamais pu être clairement démontrée, différentes techniques de rééducation cognitive ont été élaborées et évaluées. Ces techniques utilisent des stratégies de compensation oculomotrice. Elles ont pour objectif d'améliorer les capacités d'exploration de l'hémi-champ « aveugle » du patient.

En 1981, Zihl [61] a réalisé une étude chez 14 patients avec HLH par lésion du cortex strié, datant de 1 à 21 mois. Après 17 séances d'entraînement consistant en la réalisation de saccades oculaires vers une cible lumineuse située dans le champ aveugle, en réponse à un signal auditif, il a été observé une amélioration moyenne de 16° du champ visuel, ainsi qu'une amélioration des capacités de discrimination des formes et des couleurs dans le gain de champ visuel.

En 1994, Kerkhoff [62] met en évidence le bénéfice de cette technique de rééducation, avec stabilité des performances à 3 mois de l'arrêt des séances d'entraînement, chez 22 patients avec HLH sans négligence, secondaire à un infarctus cérébral datant de 1 à 37 mois.

Plus récemment, Julekunen et al 2003[63] ont mis en évidence, chez 3/5 patients avec HLH chronique, une amélioration du déficit visuel et une amélioration des PEV après plusieurs séances d'entraînement par des exercices de sensibilité aux contrastes à la frontière champ aveugle/champ voyant.

Ces études permettent de mettre en évidence les capacités de récupération fonctionnelle visuelle, lors de la phase chronique de l'infarctus cérébral. Néanmoins, les effets des exercices de rééducation visuelle ne sont pas comparés à une éventuelle récupération spontanée. Les problèmes méthodologiques de ces études visant à évaluer des techniques de rééducation du déficit visuel sont d'ailleurs précisées par Pambakian et al en 2005[64] pour qui aucune technique de rééducation ne peut, à ce jour, être validée. Les raisons de ces écueils méthodologiques sont d'une part l'hétérogénéité des patients et d'autre part le peu de données sur l'évolution naturelle du déficit (Gray et al 1989 [38]).

Nous souhaitons donc, par cette étude, décrire l'histoire naturelle du déficit visuel perceptif consécutif à l'infarctus de l'ACP. Nos objectifs sont de tester s'il existe une récupération fonctionnelle visuelle spontanée, d'en caractériser les substrats par imagerie et électroencéphalographie lors de tâches visuelles testant les formes, la couleur et le mouvement et d'en déduire les mécanismes probables.

Pour comprendre ces mécanismes nous nous proposons de réaliser une évaluation visuelle approfondie étudiant les principales données visuelles élémentaires à la phase aiguë (dans les 30 premiers jours) d'un infarctus superficiel de l'ACP, puis à distance (à 1mois puis à 3 mois). En effet, il semblerait que la récupération visuelle, lorsqu'elle existe, soit précoce et qu'il n'existe que très peu de récupération au delà de 10 à 12 semaines (Gray et al 1989 [38]).

Ce travail nous permettra d'apprécier si cette récupération concerne préférentiellement certaines données élémentaires visuelles telles que la perception du mouvement, la couleur ou la forme, et d'étudier les mécanismes de cette récupération (activation directe des aires visuelles extra striées sans l'intermédiaire de V1 ? Activation d'îlots épargnés de V1 ?).

CHAPITRE 3 : PLASTICITE CEREBRALE

1. LE CONCEPT DE PLASTICITE CEREBRALE

La plasticité cérébrale correspond aux mécanismes cérébraux qui permettent au cerveau d'adapter son fonctionnement afin de répondre à une situation nouvelle.

Ainsi, il est montré au cours des années soixante que la privation oculaire lors d'une phase critique du développement chez le rat ou le singe conduit à la perte effective de connexions entre cet œil et le cortex visuel (Wiesel and Hubel, 1963[65]). La dé-afférentation d'une zone du cortex cérébral semble donc être à l'origine d'une modification de connexions cérébrales impliquant cette aire dé-afférentée.

Les jeunes enfants qui ont subi une hémisphérectomie pour une épilepsie pharmaco-résistante et qui présentent cependant une récupération notable de leurs fonctions motrices ou linguistiques constituent également une illustration remarquable des capacités de plasticité du cerveau humain et de leur probable corrélation à la récupération clinique. Ainsi, il est mis en évidence une probable plasticité cérébrale adaptative à la suite d'une lésion acquise.

Par ailleurs, la plasticité cérébrale correspond vraisemblablement à ce qui nous permet d'interagir et de nous adapter à notre environnement, à travers l'apprentissage chez le sujet sain, voire le ré-apprentissage d'une fonction chez le sujet cérébro-lésé.

Les mécanismes cellulaires impliqués dans la plasticité cérébrale ont été notamment décrits à travers les modèles animaux. Ainsi, il existerait d'une part des modifications fonctionnelles des circuits neuronaux, à travers le démasquage de synapses préexistantes ou la levée d'inhibitions. D'autre part, des modifications plus structurelles et phénotypiques (formation de nouvelles synapses) participeraient également à cette plasticité (Batch-y-Rita, 1988[66] ; Cotman and Nieto-Sampedro, 1985[67] ; Finger, 1982[68]; Vital-Durand, 1975[69])

Les lésions du système nerveux induites par les maladies neurologiques et la récupération observée des fonctions initialement touchées permettent au clinicien de se rendre compte quotidiennement des capacités effectives de plasticité cérébrale du cerveau humain.

Les lésions du système nerveux périphérique offrent un modèle de dé-afférentation périphérique. Chez l'homme, Kew, au moyen de la stimulation magnétique trans-crânienne (TMS) et la tomographie par émission de positons (TEP), et chez des patients amputés traumatiquement, a mis en évidence une modification de leur excitabilité corticale (dans le sens d'une hyperexcitabilité) et une réorganisation de leur activation cérébrale au niveau de leur cortex sensorimoteur primaire controlatéral (Kew et al., 1997[70]). Ces modifications ne sont pas mises en évidence chez des sujets amputés congénitaux. L'IRM fonctionnelle a permis de montrer la réversibilité de cette plasticité cérébrale à travers l'étude d'un patient ayant bénéficié d'une allogreffe de 2 mains à la suite d'une amputation (Giraux et al., 2001[71]). Il est en effet mis en évidence que si en pré-chirurgie l'aire de représentation de la main se voit sinon amputée au moins « concentrée », elle s'élargit suite à la greffe. Et l'aire de représentation du coude, qui s'était étendue au niveau de l'aire de la main, revient à sa localisation « habituelle ».

Une telle modification des aires de représentations corticales somatotopiques a également été mise en évidence dans les suites d'une paralysie faciale périphérique (Rijntjes et al., 1997[72]). En effet, il est montré une extension de l'aire de la main controlatérale à la paralysie faciale, aux dépens de l'aire de la face présumée. L'étude en TEP réalisée dans le même cadre confirme que cette réorganisation ne touche pas uniquement le cortex cérébral sensorimoteur primaire mais également les aires sensorimotrices secondaires ou le cortex moteur ipsilatéral.

L'étude de patients atteints de tumeurs cérébrales touchant l'aire de Rolando (Seitz et al., 1995[73]) a également permis de mettre en évidence une réorganisation du cortex moteur primaire et de l'ensemble du circuit moteur cérébral consécutive à une lésion d'évolution chronique.

La plasticité cérébrale serait enfin modulable notamment par le biais de composés pharmacologiques, et la maladie de Parkinson en constitue un exemple remarquable. En effet, si l'aire motrice supplémentaire (SMA) mais également le cortex sensorimoteur primaire étaient hypoactivés en SPECT (Single Photon Emission Computed Tomgraphy) chez des patients parkinsoniens en condition « OFF » (privés d'apport exogène de dopamine) (Rascol et al., 1992[74]), l'administration chronique de L-DOPA ou d'apomorphine (agoniste dopaminergique) a permis une ré-afférentation de la SMA (Jenkins et al., 1992[75] ; Rascol et al., 1994[76]).

Cependant, la plasticité cérébrale ne semble pas toujours « adaptative », et les maladies neurologiques en constituent encore une fois une illustration caractéristique. Ainsi, dans la dystonie focale que peuvent présenter les musiciens, il existerait une fusion des représentations sensorielles et motrices consécutives à une sur-stimulation simultanée des afférences sensorielles et motrices. Néanmoins, le « retuning », c'est-à-dire l'immobilisation de certains des doigts, permet au niveau cortical d'obtenir une re-séparation des représentations somatotopiques des doigts (Nudo, 2003[77]).

L'étude de patients amputés permet également de donner un autre exemple de plasticité « maladaptative ». En effet, les douleurs et sensations « fantômes » semblent devoir être rattachées, au moins en partie, à un mécanisme de plasticité cérébrale qui voit la zone corticale initialement dévolue au membre amputé et donc privée d'afférences sensorielles « récupérée » par le visage et la proximalité du bras. La stimulation du visage peut donc être à l'origine de sensations « fantômes » au niveau du membre amputé.

Ainsi, la plasticité cérébrale ne semble spécifique ni d'un système (central ou périphérique), ni d'une affection neurologique, ni du sujet lésé puisque observable chez le sujet sain, ni forcément adaptative et fonctionnelle, mais par contre semble capable de modulation.

Les accidents vasculaires cérébraux, de par leur incidence et les dégâts causés tant sur les structures cérébrales qu'en terme fonctionnel, sont un matériel de choix pour l'étude de la plasticité cérébrale notamment post-lésionnelle et de sa modulation.

2. PLASTICITE CEREBRALE POST-AVC

2.1. MECANISMES ET PRINCIPES

Les lésions cérébrales, induites notamment par des accidents vasculaires cérébraux, font partie des nouvelles situations auxquelles le cerveau doit s'adapter par le biais de cette plasticité. En effet, à la suite de telles lésions, on observe chez les patients une récupération progressive de leur déficit neurologique, suggérant alors l'implication du phénomène de plasticité.
Et il semblerait que les neurones impliquant les neurotransmetteurs de type monoamines notamment soient à la base des possibilités de restructuration fonctionnelle et anatomique des réseaux neuronaux.
Comme nous l'avons déjà vu, c'est à la fois des modifications fonctionnelles et d'autres plus phénotypiques qui sont vraisemblablement à l'origine de cette plasticité et de la récupération fonctionnelle observée.
Deux processus, l'un qualifié de *réorganisation*, l'autre qualifié de *rétablissement*, semblent être intriqués pour le maintien ou le rétablissement de la fonction touchée par la lésion.
La réorganisation est la tendance à faire appel à d'autres réseaux ou régions cérébrales, compensatoires, pour obtenir le retour à la fonction.

Le rétablissement, qui est plus structurel, correspond à la reconstitution du réseau nerveux et de sa continuité anatomique lorsqu'elle a été touchée. Il dépendrait de signaux chimiques signalisant des sites synaptiques vacants.

Enfin, deux phénomènes qualifiés de ***substitution*** et de ***compensation*** semblent impliqués dans la plasticité cérébrale. Ces deux phénomènes ne s'opposent pas mais sont complémentaires.

La substitution implique trois notions :
*La redondance : prise en charge de la fonction perdue par une zone cérébrale initialement impliquée dans cette fonction.
*La vicariance : prise en charge d'une fonction perdue par une zone cérébrale initialement non impliquée dans la fonction ou située à distance.
*Le ré-apprentissage

La compensation, est elle en rapport avec la notion de plasticité phénotypique. Le système s'adapte à son dysfonctionnement en induisant des modifications dynamiques des interactions cellulaires.

Certains termes méritent d'être soulignés :

Le diaschisis
Décrit initialement par Von Monakov, il correspond à une baisse du métabolisme à distance de la zone cérébrale lésée, mais connectée à cette zone lésée. C'est ainsi qu'a été décrit le diaschisis cérébelleux croisé, c'est-à-dire un hypométabolisme cérébelleux controlatéral à un infarctus cortical supra-tentoriel (Baron et al., 1980[78]). De la même façon il est retrouvé, chez 8 patients victimes d'un AVC capsulo-thalamique, une baisse du débit sanguin cérébral de repos au-delà du site lésionnel, et ce par comparaison à une population de sujets sains(Weiller et al., 1992[79]). La résolution de ce phénomène pourrait être corrélée à une amélioration des fonctions motrices. Les médicaments qui aggravent ou prolongent ce diaschisis seraient alors néfastes à la récupération de la fonction perdue, alors que ceux qui favorisent sa levée seraient bénéfiques. Cependant à ce jour, les données concernant le diaschisis sont controversées. Certains auteurs ont montré que ce phénomène n'entraîne pas d'aggravation sur le plan moteur (Bowler et al., 1995[80]), d'autres ont avancé que le diaschisis joue un rôle prépondérant dans la récupération (Seitz et al., 1999[81]) mais à l'heure actuelle aucune corrélation entre le

diaschisis, sa localisation, son décours temporel et la récupération motrice n'a pu être mise en évidence.

Le ré-apprentissage

Une des hypothèses de la récupération fonctionnelle est le ré-apprentissage d'une fonction, motrice par exemple. On sait déjà que l'apprentissage d'une tâche motrice (« motor learning ») chez un groupe de sujets sains permet dans un premier temps, une extension de l'aire corticale recrutée au niveau du cortex moteur primaire lors de la réalisation de cette tâche (Karni et al., 1995[82]).

Ce réapprentissage pourrait être notamment sous-tendu par la potentialisation à long terme. Cette « long term potentiation » (LTP) correspond à l'amplification d'une réponse synaptique qui devient stable et durable. Ainsi, un même stimulus provenant d'une cellule pré-synaptique et appliqué à un récepteur post-synaptique induit une réponse accrue lorsque ce stimulus est répété, comme si le récepteur post-synaptique avait gardé en mémoire le stimulus. Ce phénomène est bien connu et a été à maintes reprises décrit au niveau de l'hippocampe et aurait pour principal neuromédiateur le glutamate (Dolphin et al., 1982[83]). Mais ce processus n'implique pas seulement les régions intéressées par les processus mnésiques mais également par le cortex visuel (Artola and Singer, 1987[84]), l'hypothalamus (Corbett, 1980[85]) et le cortex moteur (Keller et al., 1990[86]). La LTP peut être également modulée par les catécholamines (Hopkins and Johnston, 1984[87]) et le GABA (Olpe and Karlsson, 1990[88]). Nous pouvons donc supposer que les mécanismes entrant en jeu dans la récupération médiée par les catécholamines (Noradrénaline, Dopamine), peuvent donc impliquer la LTP (Dobkin, 1988[89]).

La réorganisation neuronale à long terme est également vraisemblablement impliquée dans la récupération fonctionnelle. Jones et Shallaert ont mis en évidence une augmentation puis un « pruning » (simplification) de l'arborisation dendritique de la couche V des neurones pyramidaux dans le cortex controlatéral à une lésion corticale sensori-motrice chez le rat (Jones and Schallert, 1992[90]). Il est probable que ces changements structuraux soient la traduction d'un phénomène de ré-apprentissage d'une fonction.

Enfin, le ré-apprentissage se traduit chez certains malades par l'association de la récupération du déficit et de la ré-activation du réseau cortical « initial », autre façon de « réapprendre », comme cela a été observé en IRMf (Loubinoux et al., 2003[32]).

Recrutement d'aires cérébrales à distance : vicariance

L'étude des profils de réorganisation cérébrale, en TEP ou par IRMf, a permis de montrer l'existence d'un recrutement d'aires cérébrales à distance de la zone lésée, dans les suites d'une lésion vasculaire.

Chollet et al ont ainsi montré en TEP la participation du cortex moteur ipsilatéral au mouvement chez 6 patients en cours de récupération d'un premier accident vasculaire cérébral ischémique (Chollet et al., 1991[91]). Ils ont en effet mis en évidence, lorsque les patients réalisaient un mouvement d'opposition pouce-index du côté atteint, qu'il existait une activation bilatérale du cortex moteur, alors que le même mouvement du côté sain n'entrainaît qu'une activation du cortex moteur controlatéral au mouvement. Notons qu'aucun mouvement du côté sain à type de syncinésies n'était noté. Cette activation bilatérale concernait non seulement le cortex moteur primaire mais également le cervelet, le cortex prémoteur ou l'aire BA40. Ainsi, les circuits moteurs primaires comme secondaires siégeant au niveau de l'hémisphère sain seraient susceptibles d'aider à la compensation des déficits du côté lésé.

De la même façon, Weiller, Chollet et al ont montré une activation plus importante du cortex moteur ipsilatéral au mouvement chez un groupe de patients dans les suites d'un AVC comparés à un groupe de sujets contrôles (Weiller et al., 1992[79]).

Ces résultats suggèrent donc un rôle de la voie pyramidale non croisée dans la récupération dans les suites d'un AVC. D'autres travaux ont souligné l'existence et l'impact de la voie pyramidale non croisée en authentifiant un déficit moteur homolatéral à la lésion dans les suites d'un accident vasculaire cérébral (Marque et al., 1997[92]).

Néanmoins le recrutement du réseau moteur ipsilatéral au mouvement ne semble pas uniforme pour tous les patients victimes d'AVC. Différents patterns d'activation contro-lésionnelle sont ainsi mis en évidence par l'étude d'un groupe de patients en cours de récupération d'une hémiplégie consécutive à un AVC (Weiller et al., 1993[93]). Si certains patients recrutaient leur cortex pré-moteur de façon bilatérale, d'autres non. Cela souligne une grande variabilité interindividuelle vraisemblablement sous-tendue par le site lésionnel, ou encore l'étendue et la qualité de la récupération ou le délai d'étude après l'évènement inaugural.

Mais le recrutement d'aires controlatérales ne semble pas spécifique d'un système lésé, puisque si certains sujets aphasiques cérébro-lésés à gauche activaient en imagerie fonctionnelle (TEP) le cortex cérébral contro-lésionnel (droit) lors d'une tâche de langage, cette activation corticale droite était également retrouvé chez des sujets normaux non cérébro-lésés réalisant la même tâche (Warburton et al., 1999[94]).

Enfin, une étude longitudinale chez des patients en cours de récupération d'aphasie a montré que l'amélioration sensible de leur déficit était corrélée à la réactivation des aires du langage péri-lésionnelles et non contro-lésionnelles (Heiss et al., 1997[95]).

Modification des représentations et des cartes d'activation corticale- Redondance
C'est l'imagerie fonctionnelle cérébrale, par l'étude princeps de Weiller réalisée en TEP, qui a permis de mettre en évidence des modifications des cartes d'activation corticale, et surtout une extension d'aires spécialisées (Weiller et al., 1993[93]). Huit patients présentant une lésion vasculaire capsulo-thalamique associée à un déficit du membre supérieur ont été comparés à des sujets contrôles. Ces patients réalisaient une tâche impliquant la main antérieurement affectée, après récupération complète de leur déficit. Il a été noté lors du mouvement, chez quatre de ces sujets, une extension de la représentation de l'aire corticale de la main affectée vers l'aire de la face, avec déplacement du pic d'activation à ce niveau, ceci pouvant participer au processus de récupération.

2.2. PLASTICITE CEREBRALE ET PERFORMANCES COMPORTEMENTALES

Mais quelle est la relation, voire la corrélation entre la plasticité cérébrale et la récupération fonctionnelle ?
En effet, comme nous l'avons vu la plasticité cérébrale n'est pas toujours adaptative et synonyme de récupération fonctionnelle. La meilleure illustration en est le travail portant sur un groupe de 12 patients atteints d'une sclérose latérale amyotrophique (SLA), maladie neurodégénérative caractérisée par une perte neuronale au niveau du 1er et du 2ème neurone du faisceau cortico-spinal (Kew et al., 1993[96]). Les auteurs de ce travail montrent chez ces malades au cours d'un mouvement de la main une hyperactivation au niveau de l'aire de la face (suggérant un déplacement du pic d'activation), mais également du cortex prémoteur ventral et pariétal associatif, par comparaison à un groupe de sujets contrôles. Ces modifications ne s'accompagnant pourtant d'aucune amélioration fonctionnelle chez les malades.
Dans les suites d'un accident vasculaire cérébral sous-cortical avec déficit moteur, le rôle de la plasticité du cortex sensorimoteur dans les processus de récupération du déficit est donc débattu.
La comparaison en IRMf d'un groupe de patients modérément déficitaires dans les suites d'un AVC touchant le faisceau pyramidal à un groupe de sujets contrôles a mis en évidence

une hypoactivation du cortex sensorimoteur primaire dé-afférenté et ipsilésionnel lors du mouvement de la main parétique (Tombari et al., 2004[97]).

Le seul travail à ce jour, à notre connaissance, affirmant la corrélation entre la plasticité cérébrale et la récupération du déficit moteur reste celui de Loubinoux et al, qui ont étudié la corrélation entre les patterns d'activation cérébrale en IRMf et le score moteur (Hand Motricity Index), chez 9 patients victimes d'accidents vasculaires cérébraux sous-corticaux de petite taille, comparés à 6 sujets sains (Loubinoux et al., 2003[32]). Il a été mis en évidence l'existence d'une plasticité cérébrale précoce dès le premier examen 11 jours en moyenne après l'AVC. Mais ils ont surtout montré une corrélation positive à ce stade -précoce- entre le score moteur et l'activation cérébrale d'aires sensori-motrices secondaires, suggérant leur implication très précoce dans les processus de réorganisation à la phase très déficitaire. Cette plasticité et sa corrélation avec la motricité évolue avec le temps, puisque 1 mois 1/2 après l'AVC, il a été montré une corrélation positive entre le score moteur et l'activation notamment dans S1M1 ipsilésionnel et le cervelet controlésionnel, suggérant la fonctionnalité retrouvée de ce réseau. L'intensité de l'activation de cette aire corticale dépendrait donc du statut moteur clinique du patient (plus les patients récupèrent, plus ils activent cette zone), sachant qu'à terme, chez les patients ayant bien récupéré, l'activation du cortex sensorimoteur primaire semble rejoindre celle des sujets sains.

Ces deux travaux laissent donc augurer de la fonctionnalité de cette plasticité cérébrale, et de la nécessité de ré-activer le cortex sensorimoteur primaire ipsilésionnel afin de récupérer du déficit moteur.

D'autres auteurs ont cependant montré que même dans les suites d'un AVC la plasticité cérébrale n'est pas toujours synonyme de récupération, y compris pour une hyperactivation du cortex moteur primaire ipsilésionnel. Ainsi, certains ont avancé que les patients présentant un devenir fonctionnel « médiocre » avaient tendance à recruter des réseaux neuronaux et des circuits cérébraux initialement non impliqués dans le mouvement réalisé, notamment ipsilatéraux au mouvement, ceux ayant un devenir fonctionnel meilleur activant un réseau cérébral plus « classique » (Ward et al., 2003[98] ; Ward et al., 2003[99]). Par ailleurs, ils ont montré une activation supranormale des patients ainsi qu'une corrélation négative entre les changements d'activation cérébrale, au niveau de certaines aires comme la SMA, le cortex cingulaire, le cortex prémoteur, le cortex moteur ispsi et controlésionnel, ou le cervelet, et le niveau de déficit des patients en fonction du temps (décroissance du signal BOLD avec la récupération). L'hyperactivation initiale chez les malades pourrait être à rapportée à la notion « d'effort » nécessité pour la réalisation d'une tâche (ici serrage de poing).

De même, il existerait au cours de la récupération une réduction du pattern d'activation de certaines zones, pouvant être expliquée par la notion « d'effort » (l'effort nécessité initialement expliquant en partie l'hyperactivation observée) (Calautti et al., 2001[100]). Cette notion d'effort reste cependant très discutée, notamment lorsqu'une telle corrélation négative est mise en évidence lors de mouvements passifs n'impliquant pas, par définition, la notion d'effort nécessaire à la réalisation de la tâche.

Facteurs lésionnels

Les caractéristiques peuvent en effet influencer la récupération fonctionnelle et la plasticité cérébrale.

Il est nécessaire tout d'abord de prendre en compte le site lésionnel. Ainsi, un travail portant sur la récupération motrice de 23 patients victimes d'accident vasculaire cérébral sous-cortical capsulaire ou striato-capsulaire a permis de montrer que les lésions du bras postérieur de la capsule interne, combinées à des lésions de la face latérale du thalamus par exemple, étaient souvent associées à un devenir défavorable (Fries et al., 1993[101]). Selon ces auteurs, ces disparités évolutives en fonction du site lésionnel seraient à relier aux connexions qu'entretiennent ces sites avec des aires motrices secondaires comme le cortex prémoteur ou l'aire motrice supplémentaire, et qui peuvent participer au processus de récupération.

Les caractéristiques propres au malade (*âge, sexe, capacités physiques antérieures*) jouent un rôle certain dans la récupération.

Par contre, le type de lésion (hémorragique et ischémique), ou le volume lésionnel (sauf dans le cas où le volume lésionnel a une conséquence sur le site lésionnel) ne semblent pas influer de façon majeure sur la récupération.

2.3. DECOURS TEMPOREL

On sait que la récupération motrice et fonctionnelle dans les suites d'un AVC n'est pas linéaire, et si elle reste néanmoins tout à fait imprévisible à l'échelle individuelle, des travaux épidémiologiques de grande ampleur nous permettent d'essayer d'en connaître le décours temporel à l'échelle du groupe. Ainsi, la série de Copenghague (Jorgensen et al., 1995[102] ; Jorgensen et al., 1995[103]) concernant plus de 1000 patients victimes d'un AVC a montré que seulement 1/3 des patients présentaient au décours un déficit moteur léger. Nakayama et al, de la même équipe de Copenhague, ont ajouté que l'essentiel de la récupération fonctionnelle, telle qu'elle peut être jugée par les échelles de déficit, survenait dans les 3 mois suivant l'AVC, tout en notant que certains malades récupèrent au-delà de ces 12 premières semaines (Nakayama et al., 1994[104]).

L'idée est donc qu'au niveau cortical, les modifications d'activation cérébrale en rapport avec la plasticité suivent également un décours temporel. En effet, l'hypothèse est qu'il existerait des phénomènes dits rapides, et d'autres dits lents, pouvant être à l'origine de la récupération des mois ou des années après la survenue du déficit initial. Ces deux types de phénomènes selon leur décours temporel sont résumés dans le tableau 1.

Phénomènes rapides	Phénomènes lents
• **Résorption de l'œdème vasogénique** • **Levée progressive du diaschisis** • **Récupération de l'activité de neurones réversiblement endommagés** • **Réactivation de neurones temporairement déafférentés ou déefférentés** • **Levée d'inhibition provenant d'aires adjacentes lésées** • **Utilisation de synapses habituellement non fonctionnelles** • **Augmentation de l'efficacité de certains circuits neuronaux, de l'activité synaptique (LTP)** • **Phénomènes de vicariance et de redondance**	• **Synaptogenèse** • **Dendrogenèse** • **Neurogenèse** • **Création de nouveaux circuits neuronaux de courte ou longue distance**

Tableau 1: Mécanismes neuronaux de la récupération fonctionnelle

Par ailleurs, plusieurs travaux (Calautti et al., 2001[100] ; Loubinoux et al., 2003[32]) ont souligné l'existence d'un décours temporel à cette récupération.

Il semblerait que la première phase de cette plasticité, précoce, soit celle du recrutement et de l'activation d'un circuit moteur qui n'est pas classiquement, au moins pour partie, celui dévolu à cette tâche, et donc ne nécessite pas un faisceau cortico-spinal issu directement de S1M1 dé-afférenté (Loubinoux et al., 2003[32]). Il implique des aires ipsilésionnelles (SMA postérieure et BA 40 inférieure), qui, après la dé-afférentation de S1M1, pourrraient se substituer à lui, et qui sont le substrat vraisemblable d'une bonne récupération. Il implique également les aires cérébrales controlésionnelles, comme S1M1 ou le cortex prémoteur (PMC) (Calautti et al., 2001b[105] ; Johansen-Berg et al., 2002[106] ; Ward et al., 2003[98]) dont l'activation serait corrélée à un devenir fonctionnel plus médiocre (Calautti et al., 2001[105] ; Loubinoux et al., 2003[32]; Ward et al., 2003[98]). Le mécanisme à l'origine de l'activation des aires controlésionnelles est attribué à la levée d'inhibitions transcalleuses dans le cadre des accidents corticaux, mais reste discuté pour les accidents sous-corticaux.

La deuxième phase est celle dite de la focalisation, du retour progressif vers un réseau neuronal plus classique correspondant au circuit moteur originel (Loubinoux et al., 2003[32] ; Marshall et al., 2000[107] ; Ward et al., 2003[98]) s'accompagnant d'une récupération motrice plus importante.

Ainsi, il semble que, si dans un premier temps la récupération fait appel à des réseaux neuronaux impliquant à la fois des aires sensori-motrices secondaires ipsilésionnelles et des aires controlésionnelles, c'est le retour à un réseau plus classique qui permettrait une récupération de qualité (Calautti and Baron, 2003 [108]).

Pour terminer, il faut savoir s'il existe un lien entre ces activations cérébrales dynamiques, obtenues en IRMf et la récupération fonctionnelle post AVC. Autrement dit, le profil d'activation cérébrale post-AVC est-il prédictif de la récupération du déficit ?

Il semblerait que la meilleure récupération motrice ou du langage soit obtenue si les aires corticales primaires, normalement responsables de la fonction, retrouvent une activité fonctionnelle (Calautti et al 2003[108], Fujii et Nakada 2003[109], Ward et al 2006[110]). En revanche, les activations contro-lésionnelles paraissent maladaptatives ou moins efficaces.

La valeur prédictive de l'IRMf sur la récupération motrice post-AVC a fait l'objet d'études, dont celle de Loubinoux et al 2003[32], qui retrouve une corrélation positive entre l'activation de l'aire motrice supplémentaire et de BA40 inférieure de l'hémisphère ipsi-lésionnel, et une bonne récupération motrice. A contrario, l'activation du cortex pré-frontal et du cortex parietal de l'hémisphère contro-lésionnel est corrélé à une mauvaise récupération.

Enfin, récemment (Loubinoux et al 2007[111]), il a été mis en évidence, sur une population de patients présentant un infarctus lacunaire sous cortical lésant le faisceau cortico-spinal, que plus l'activation précoce (20 jours post-AVC) de S1M1 ipsi-lésionnel est intense, meilleure est la récupération motrice à 1 an.

CHAPITRE 4 : MATERIEL ET METHODE

1. SUJETS

Nous avons considéré, dans cette étude, 2 groupes de sujets : un groupe « patients » et un groupe « sujets sains ». 6 patients et 5 sujets sains ont été inclus dans l'étude (promotion CHU de Toulouse).

1.1. PATIENTS

Les patients inclus devaient présenter une HLH ou une QLH, en rapport avec un infarctus superficiel (ou total) de l'ACP à phase aiguë, évoluant depuis plus de 24 heures et moins de 30 jours, authentifié par un examen TDM ou IRM encéphalique.

Les critères d'exclusion étaient les suivant : Infarctus de l'ACP sans atteinte corticale, infarctus de l'ACM associé, démence évaluée par l'échelle MMS, négligence spatiale unilatérale, antécédents de troubles psychiatriques, troubles du langage associés, troubles visuels sévères préalables, femme enceinte ou allaitant, claustrophobie, contre-indication à l'IRM : stimulateurs cardiaques ou autres appareils susceptibles d'interférer avec le champ magnétique, avis défavorable suite à l'examen médical préalable à l'étude, toxicomanie avérée, alcoolisme, sujet protégé, sous sauvegarde de justice, sous tutelle ou curatelle.

1.2. VOLONTAIRES SAINS

Les volontaires sains étaient des sujets majeurs, ne présentant aucun des critères d'exclusion suivants : troubles visuels sévères, daltonisme, démence évaluée par l'échelle MMSE, antécédent de maladie psychiatrique, refus d'être informé de la présence d'une anomalie cérébrale, femme enceinte ou allaitant, claustrophobie, contre-indication à l'IRM : stimulateurs cardiaques ou autres appareils susceptibles d'interférer avec le champ magnétique, avis défavorable suite à l'examen médical préalable à l'étude, toxicomanie avérée, alcoolisme, sujet protégé, sous sauvegarde de justice, sous tutelle ou curatelle.

2. METHODE

2.1. PROTOCOLE

Pour le groupe « patients », l'étude comprend 3 visites : la 1ère visite a lieu plus de 24 heures et moins de 30 jours après le début de l'infarctus, la 2ème visite se déroule 1 mois après la 1ère visite et la 3ème et dernière visite survient 3 mois après la 1ère visite. Dans le groupe « sujets sains », les sujets ne passent qu'une seule visite.

Pour les patients, les trois visites se déroulent selon les mêmes modalités. Dans un premier temps, le sujet se rend dans le service d'ophtalmologie pour réaliser l'étude du champ visuel (statique et cinétique) et de l'acuité visuelle (échelle de Monoyer et échelle de Parinaud). Ensuite, le sujet passe un examen neurologique complet. La partie électrophysiologique et psychophysique consiste en l'étude des capacités perceptives visuelles des sujets dans 2 conditions (perception des couleurs et du mouvement), couplée à un enregistrement des Potentiels Evoqués Visuels (PEV). La visite se termine par un examen d'IRM fonctionnelle lors de tâches visuelles testant la perception des couleurs et du mouvement.

Pour les « sujets sains », la seule visite se déroule selon les mêmes modalités que celles des patients.

Les critères d'évaluation sont l'acuité visuelle, le champ visuel, la perception des couleurs et la perception du mouvement.
Ces deux derniers critères sont étudiés sous 3 aspects : psychophysique (perception du sujet évaluée par les réponses données à l'aide d'un joystick), électrophysiologique (enregistrement simultané des PEV) et imagerie fonctionnelle (IRM fonctionnelle).

- **<u>Groupe « patients » (n=6)</u> :**

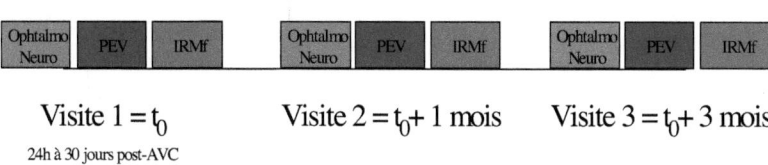

- **Groupe « sujets sains » (n=5) :**

| Ophtalmo Neuro | PEV | IRMf |

Visite 1 = t0

2.2. EXAMEN OPHTALMOLOGIQUE

L'examen ophtalmologique comprend, en premier lieu, une étude du champ visuel. Celle-ci est réalisée d'une part en périmétrie dynamique (périmètre de Goldman), et d'autre part en périmétrie statique (Humphrey HFA II 750 – test de seuil central 30-2). L'utilisation complémentaire de ces 2 techniques est intéressante dans le cadre des dissociations stato-kinétiques, qui peuvent se rencontrer, en particulier dans le syndrome de Riddoch.
Ensuite, l'acuité visuelle est mesurée par l'échelle de Monoyer et l'échelle de Parinaud.

2.3. ETUDE PSYCHOPHYSIQUE ET ELECTROPHYSIOLOGIQUE

Deux catégories de stimuli visuels sont utilisées, chacune comportant 4 modalités : couleur (rouge, vert, jaune, bleu) et mouvement (gauche, droite, haut, bas).
Les stimuli "couleur" (figure 1) sont formés de pixels disposés de façon aléatoire dans un carré de 5°x5°. Les différentes couleurs utilisées sont isoluminantes pour éviter tout biais lié à un contraste de luminance.

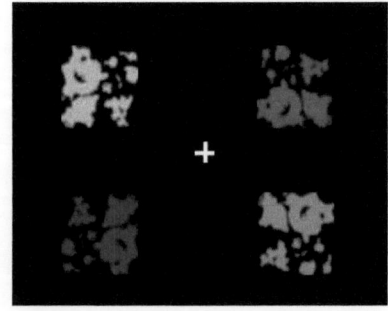

Figure 1. Stimuli visuels utilisés en condition couleur

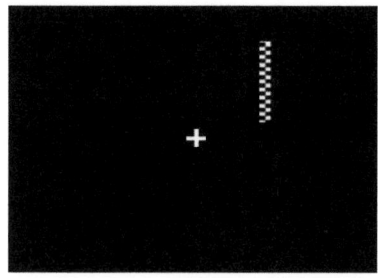

Les stimuli "mouvement" (figure 2) sont composés d'une barre à damier noir et blanc, de 5°x0,5°, décrivant un mouvement de 5° d'amplitude sur un fond noir.

Figure 2. Stimuli visuels utilisés en condition mouvement

Nous mesurerons à la fois et simultanément les effets perceptifs (le sujet indique par manipulation d'un joystick la forme/couleur/mouvement perçu) et l'activité cérébrale, par enregistrement des potentiels évoqués visuels, PEV. Les stimuli sont présentés sur un écran panoramique, couvrant 180° de champ visuel, grâce à des vidéo-projecteurs JVC DLA-SX21F et un logiciel de présentation conçu spécialement pour l'étude. Le sujet est assis à 1,63m de l'écran, la tête maintenue immobile. La durée de présentation des stimuli est de 200 ms afin de prévenir les mouvements oculaires.

Chez le patient, les stimuli sont présentés à deux niveaux d'excentricité de chaque côté : du côté atteint, la première cible (« centré atteint » = **CenA**) est située à 3° d'excentricité horizontale et à 3° d'excentricité verticale (pour les QLH) à l'intérieur de la limite interne du scotome. La deuxième cible (« excentré atteint » = **ExcA**) est située à 8° d'excentricité horizontale et 3° d'excentricité verticale (pour les QLH) à l'intérieur de la limite interne du scotome. Du côté sain, les deux cibles (« centré sain » = **CenS** et « excentré sain » = **ExcS**) sont placées de façon symétrique aux cibles du côté atteint par rapport au méridien central.

Pour les sujets sains, nous avons choisi les positions des cibles en s'appuyant sur une étude de AC James [112], afin d'obtenir les meilleures réponses PEV. Nous nous sommes limités à une seule position placée à 8° d'excentricité horizontale et -6° d'excentricité verticale, à droite (**excD**) et à gauche (**excG**).

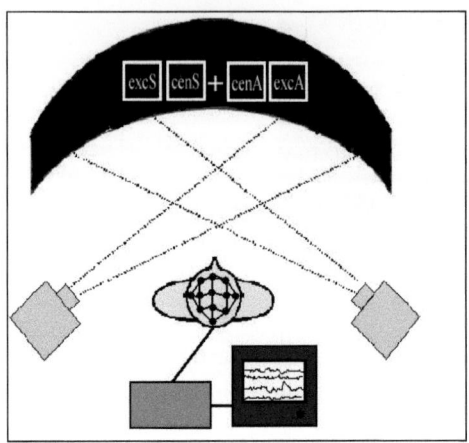

Figure 3. Dispositif utilisé pour l'étude psychophysique et électrophysiologique

8 blocs sont réalisés : 4 blocs « couleur » et 4 blocs « mouvement ». Un bloc comprend 112 stimuli de couleurs/directions (selon la condition étudiée) et positions (2 positions côté atteint /2 positions côté sain) différentes. Le sujet a pour consigne de fixer une croix centrale et indique, à l'aide d'un joystick, la forme/couleur/direction du stimulus qui lui est présenté. Les réponses sont recueillies sur tableur EXCEL.

Parallèlement, un système d'enregistrement et d'analyse de PEV 64 voies (ANT system) recueille les signaux EEG par un bonnet EASYCAP de 64 électrodes dans un système 10/10. L'enregistrement est réalisé sur 64 canaux, à une fréquence de 1024 Hz, avec l'électrode Cz comme référence. L'impédance des électrodes est maintenue inférieure à 10kΩ. L'analyse des signaux est réalisée par le logiciel EEPROBE.

2.4. IRM FONCTIONNELLE

Afin d'étudier les variations des cartes d'activations visuelles, on utilise l'IRM fonctionnelle basée sur la technique de contraste BOLD (blood oxygen level dependent). Elle est pratiquée sur un spectromètre imageur de 1.5 Teslas (Magneton Vision, Siemens, Erlangen) équipé EPI avec des gradients de puissance maximale 30 mT/m. Ils permettent d'appliquer des séquences pondérées en T_2^* d'écho-planar.

Lors de l'examen, le sujet est allongé sur la table d'examen avec comme consignes de rester parfaitement immobile, de fixer une croix verticale située au centre de l'écran. Les stimuli sont délivrés par l'intermédiaire d'une paire de lunettes à cristaux liquides, conçue pour interagir le moins possible avec le champ régnant dans le tunnel de l'IRM. Les lunettes sont couplées à un ordinateur PC Toshiba Satellite pro 4300 équipé du logiciel PRESENTATION (Neurobehavioral Systems Software) qui permet de générer les stimuli. Le début des stimulations est déclenché par la réception, par le PC (via son port parallèle), d'une impulsion électrique générée par l'imageur juste avant l'acquisition des images. La séquence des séries d'acquisitions (ou enchaînement des runs) est supervisée par l'expérimentateur.

On procèdera à l'acquisition de 4 runs (3x2) de 4 minutes 30 secondes chacun, correspondant aux 2 catégories explorées (couleur, mouvement) présentées du côté sain et du côté atteint.

On utilise les deux mêmes catégories de stimuli visuels qu'en PEV : couleur et mouvement. Tous les stimuli ont une taille de 5x5°. Pour les patients, ils sont placés, du côté atteint à 3° d'excentricité horizontale (et 3° d'élévation pour les QLH ; 0° pour les HLH) à l'intérieur du scotome, dont les limites ont été préalablement déterminées par l'étude du champ visuel.

Du côté sain, les stimuli sont présentés dans la région symétrique par rapport au méridien central.

Pour les sujets sains, ils sont placés, de chaque côté, à 8° d'excentricité horizontale et à –6° d'excentricité verticale.

Le paradigme d'activation est en mode bloqué alternant 3 conditions pour chacune des 3 catégories : repos par un écran noir R; condition contrôle C; tâche T.

Ainsi, pour la modalité couleur, les blocs "tâche" consistant en la présentation des stimuli couleur utilisés en PEV, pendant 625 ms chacun, soit 48 stimuli en 30 secondes. Durant les blocs "contrôle", ce sont les mêmes stimuli, qui sont présentés mais de couleur grise sur un fond noir.

Pour la condition mouvement, le bloc "tâche" consiste en la présentation d'une barre à damier noir et blanc, de 5x0,5°, se déplaçant sur 5°, à la vitesse de 10°/sec, de façon aléatoire vers le haut, le bas, la droite ou la gauche. Pour le bloc "contrôle", le même stimulus, immobile, est présenté, de façon aléatoire, verticalement ou horizontalement, durant 5 secondes.

Chaque volume d'images se compose de 16 coupes axiales jointives de 5 mm parallèles au plan bi-commissural acquises selon le mode multi-coupes « mosaïque » et entrelacé, explorant ainsi tout le volume du cerveau. La séquence utilisée est une séquence écho-planar qui permet d'acquérir des images pondérées en $T2^*$ qui mettent en évidence l'effet BOLD lié aux modifications rapides de l'aimantation dans le voisinage vasculaire des régions du cortex cérébral activées au cours des tâches effectuées par les sujets. Le temps d'écho TE des séquences d'IRMf est égal à 64 ms, l'angle d'impulsion est de 90°, FOV 240 mm, la matrice 64x64, l'épaisseur de coupe de 5 mm, la largeur du pixel de 3,75 mm. Un volume sera acquis toutes les 2,5s (temps de répétition ou T_R). On alternera les 3 conditions R-C-T-C-T-R-C-T-C-T-R avec 10 volumes par condition à chaque fois, soit 110 volumes par run.

Une image anatomique pondérée en densité de proton avec un positionnement des coupes identiques aux images fonctionnelles est acquise.

Un bloc morphologique en 3D acquis en mode T_1 est acquis une seule fois et permet de recaler les images fonctionnelles sur l'anatomie de chaque sujet. L'immobilité totale de la tête du sujet est obligatoire pour procéder à une acquisition.

Nous réalisons enfin une acquisition FLAIR afin de mieux localiser la lésion.

2.5. EXAMEN NEUROLOGIQUE

Un examen neurologique complet est réalisé et l'ensemble des signes neurologiques extra visuels est répertorié lors de chaque évaluation clinique. Le score NIHSS, validé dans l'évaluation des déficits neuro-vasculaires, est calculé.

3. ANALYSE DES RESULTATS

L'étude psychophysique de la vision utilise, dans les 3 conditions, 2 paramètres : le taux de réponses correctes et le temps de réaction. L'analyse statistique du taux de réponses correctes s'appuie sur le test du Khi 2 ($\chi 2$). Pour les temps de réaction, on utilise la méthode d'analyse de la variance (ANOVA) pour données appariées avec ajustement des comparaisons multiples par le test de Bonferroni.

Dans l'étude électrophysiologique, l'analyse des signaux EEG est réalisée par le logiciel EEPROBE. Le seuil de rejet d'artéfact est fixé à +/- 90 microV. Un filtre entre 0,16 et 30Hz est appliqué post-hoc. On cherche à mettre en évidence des anomalies de latence et/ou d'amplitude des PEV du côté atteint par rapport au côté sain (Julekunen et al 2003 [63]).

Les images IRMf sont analysées le logiciel SPM2 (Statistical Parametric Map, University College of London) reposant sur des tests de t (outil de référence).

CHAPITRE 5 : RESULTATS

1. LES VOLONTAIRES SAINS

1.1. CARACTERISTIQUES

5 sujets sains (4 femmes et 1 homme), âgés de 24 à 43 ans (âge moyen= 29.8 ans) ont été inclus. L'examen neurologique réalisé à l'inclusion était strictement normal chez les 5 sujets (score NIHSS=0). L'IRM anatomique était normale chez l'ensemble des sujets.

1.2. ETUDE PSYCHOPHYSIQUE DE LA VISION

Chez les sujets sains, lors de l'étude psychophysique et électrophysiologique, les stimuli visuels ont été présentés à 2 positions : excentré droit = **excD** (8° d'excentricité horizontale et -6° d'excentricité verticale) et excentré gauche = **excG** (-8° d'excentricité horizontale et -6° d'excentricité verticale).

1.2.1. Perception des couleurs

En condition couleur, les sujets sains présentent des performances moyennes de 98,30% à droite et de 97,92% à gauche, avec des temps de réaction respectivement de 617,11 ms (écart type= 49,81) et 619,87 ms (écart type= 66,4).

1.2.2. Perception du mouvement

L'étude de la perception du mouvement des sujets sains révèle des performances de 99,66% à droite et de 99,12% à gauche. Les temps de réaction sont respectivement de 338,60 ms (écart type=68,89) et 347,79 ms (écart type=66,19).

1.3. ETUDE ELECTROPHYSIOLOGIQUE

Pour chacune des conditions, nous avons réalisé dans un 1er temps un moyennage individuel des 5 sujets puis, dans un deuxième temps, nous avons effectué une analyse de groupe en faisant une grande moyenne des PEV individuels. Nous présenterons ici les résultats de cette grande moyenne pour chacune des conditions, sur une électrode postérieure centrale (POz), une électrode postérieure latérale gauche (PO7) et une électrode postérieure latérale droite (PO8).

1.3.1. Perception des couleurs

Les PEV des sujets sains, en condition couleur, sont présentés sur la figure 4.

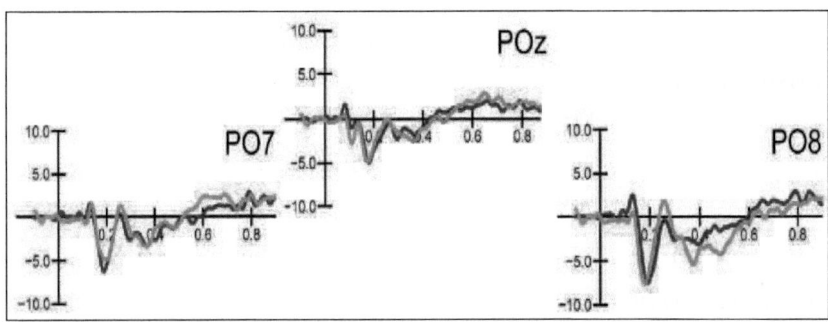

Figure 4. PEV des sujets sains en conditions couleur, obtenus par grande moyenne (n=5). Représentation sur les électrodes PO7, POz et PO8 pour les positions « excentré droit » (bleu) et « excentré gauche » (vert).

Sur POz, on recueille pour les 2 positions, une première composante très précoce (latence au pic=82ms), qui correspond à la composante C1. On retrouve ensuite la composante positive P1, qui a la même amplitude et la même latence (latence au pic=134ms) pour les 2 positions. Vient enfin la composante négative N1, qui présente une amplitude et une latence (latence au pic=178ms) identiques aux 2 positions étudiées.
Sur les électrodes latérales (PO7 et PO8), on ne retrouve pas de composante C1. Le complexe P1N1 légèrement plus ample et plus précoce pour la position excD sur PO7 et plus ample et plus précoce pour la position excG sur PO8.

1.3.2. Perception du mouvement

En condition mouvement (figure 5), on retrouve également des résultats similaires, avec la présence de la composante C1 (latence au pic=84ms) uniquement sur POz alors que l'on retrouve le complexe P1N1 sur toutes les électrodes.

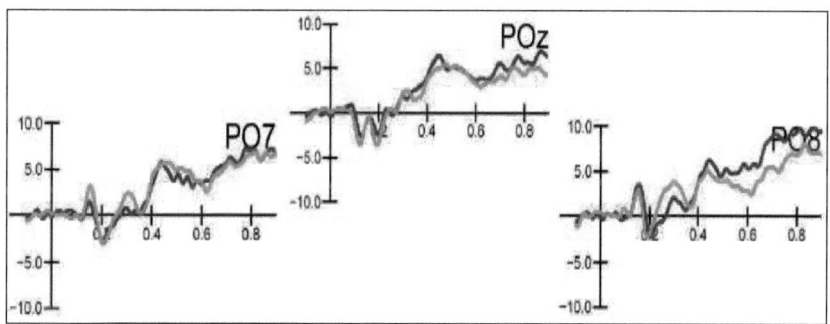

Figure 5. PEV des sujets sains en conditions mouvement, obtenus par grande moyenne (n=5). Représentation sur les électrodes PO7, POz et PO8 pour les positions « excentré droit » (bleu) et « excentré gauche » (vert).

1.4. IRM FONCTIONNELLE

Deux types de résultats sont présentés ici : 1/ des activations non spécifiques de stimuli visuels présentés dans un hémi-champ comparés à un écran noir (repos) qui permettent de vérifier l'intégrité du réseau cortical visuel et 2/ des activations spécifiques d'un type de stimulus (par exemple « couleur ») puisque les stimuli (colorés) sont dans ce cas contrastés avec des stimuli contrôles (gris) dans le même hémi-champ.

Pour les sujets sains, après avoir réaligné, coregistré et normalisé les images de chacun des 5 sujets, puis réalisé les statistiques individuelles, nous avons procédés aux statistiques de groupe par des « one sample t-test ». Ce sont les résultats de cette analyse de groupe qui sont présentés ici. Ne sont figurés que les résultats obtenus pour les stimulations visuelles dans l'hémi-champ gauche (position excG). Des résultats symétriques ont été observés pour l'hémi-champ droit.

1.4.1. Perception des couleurs

Lors de la présentation des stimuli dans l'hémi-champ gauche, l'analyse du contraste couleur vs repos (figure 6) permet de retrouver une large activation bilatérale du cortex visuel, au niveau de V1, V2, V3 et V4 (p<0,05).

En contraste couleur vs gris (figure 4), on observe une activation unique, spécifique, du gyrus fusiforme postérieur droit (p<0,05), correspondant à V4 (également appelée V8 par

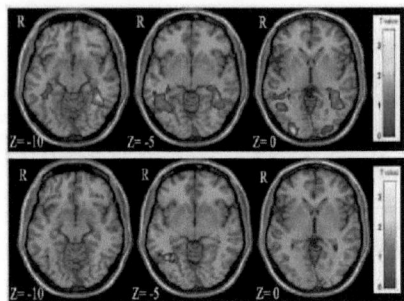

Figure 6. IRMf des sujets sains en condition couleur : en haut, couleur vs repos (p<0,05) côté gauche ; en bas, couleur vs gris (p<0,05) côté gauche

certains). Cette aire est présentée par de nombreux auteurs, comme le centre du traitement des couleurs (Lueck et al., 1989[13] ; Hadjikhani, et al., 1998[14], Zeki, McKeefry, Bartels, & Frackowiak, 1998[17]).

1.4.2. Perception du mouvement

Lorsque les stimuli visuels sont présentés dans l'hémi-champ gauche, on observe, en contraste mouvement vs repos (figure 7), une activation bilatérale du cortex visuel, étendue sur V1, V2, V3, V4 et V5 (p<0,05).

En contraste mouvement vs statique (figure 6), on met en évidence, à droite, une activation très nette sur la convexité du cerveau, au niveau de la jonction des aires 19, 37 et 39 de Brodmann, correspondant à V5. Cette aire, analogue de MT chez le singe, est

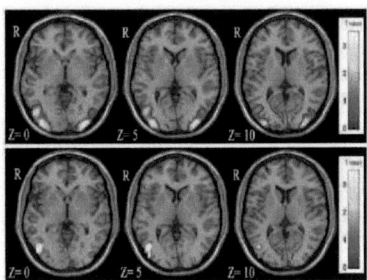

Figure 7. IRMf des sujets sains en condition couleur : en haut, couleur vs repos (p<0,05) côté gauche ; en bas, couleur vs gris (p<0,05) côté gauche

présentée par de nombreux auteurs comme l'aire de la perception du mouvement (Watson et al., 1993[26] ; Tootell et al., 1995[27] ; Goebel et al, 1998[28]).

1.5. SYNTHESE

L'étude de ce groupe de sujets sains a 2 principaux objectifs : 1/ valider notre méthodologie en retrouvant chez les sujets sains les corrélats électrophysiologiques et métaboliques antérieurement décrits de la perception des couleurs, des formes et du mouvement. 2/ servir de contrôle des patients (l'hémisphère « sain » de chacun des patients ne pouvant servir de contrôle puisqu'il présente des ré-organisations post-lésionelles comme nous allons le voir par la suite). Par l'étude psychophysique, nous nous sommes assurés de la bonne perception des couleurs, des formes et du mouvement de ces sujets sains (aucune performance inférieure à 97%). L'étude des temps de réaction donne une référence pour les patients et l'on peut remarquer que les temps de réaction en condition mouvement sont presque 2 fois plus courts qu'en condition couleur ou forme. Ceci illustre bien le traitement plus rapide de la voie dorsale par rapport à la voie ventrale (Schmolesky et al 1998[113], Bullier, 2001[114]).

L'étude électrophysiologique retrouve pour chacune des 3 conditions des résultats en accord avec les connaissances actuelles. En effet, nous avons, en premier lieu, mis en évidence une composante positive précoce dont la latence (80 à 82 ms) correspond à la latence moyenne de 70 à 90ms que l'on retrouve dans la littérature (Ikeda et al 1998[115]) et dont la topographie médiane sur le scalp (uniquement sur les électrodes médianes) est classiquement décrite. Cette composante serait le reflet de l'activité du cortex visuel strié V1 (Ikeda et al 1998[115], Di Russo et al 2002[116]).

Nous avons ensuite retrouvé les composantes P1 et N1, dont les latences sont également en accord avec les données antérieures. Nous avons par ailleurs illustré la similarité des réponses obtenues pour l'hémi-champ droit et l'hémi-champ gauche.

Enfin, en IRM, nous avons pu mettre en évidence, par l'étude des contrastes spécifiques le rôle central de V4 dans la perception des couleurs et des formes, et celui de V5 dans la perception du mouvement. Nous avons aussi observé la similarité des réponses obtenues pour l'hémi-champ droit et l'hémi-champ gauche. Enfin, la bilatéralité des activations obtenues en contraste non spécifique est probablement induite par la croix de fixation centrale. En effet, cette bilatéralité existe en contraste « tâche vs repos » (où la croix de fixation n'est présente que lors de la tâche) alors qu'on ne la retrouve pas en contraste « tâche vs contrôle » (où la croix de fixation est présente lors de la tâche et lors du contrôle). Nous verrons plus loin, que l'on observe le même phénomène chez les patients.

2. LES PATIENTS

2.1. PATIENT N°1 : QUM

2.1.1. Caractéristiques

QUM, patiente gauchère de 22 ans, a présenté un infarctus de l'ACP gauche, qui s'est manifesté initialement par une QLH droite et des paresthésies de l'hémicorps droit. Ces troubles sensitifs ont régressé en moins d'une heure mais le déficit visuel persistait. A la visite d'inclusion, réalisée à J8 après l'AVC, l'examen neurologique retrouve une QLH supérieur droite isolée. Le score NIHSS est égal à 1 /42.

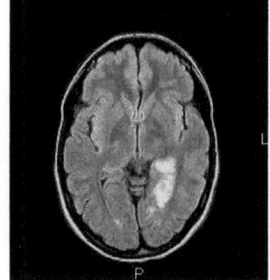

L'examen IRM anatomique réalisé à l'inclusion (figure 8) met en évidence un infarctus de l'ACP gauche, lésant le visuel primaire V1 sur la berge ventrale de la scissure calcarine, le gyrus lingual et le gyrus fusiforme et s'étendant vers le cortex temporal interne. Sont ainsi lésées une partie de V1 ventral, V2v, V3v et V4.

La première visite s'est déroulée à J15 après l'infarctus.

Figure 8. IRM anatomique (séquence FLAIR) de QUM à l'inclusion

2.1.2. Examen ophtalmologique

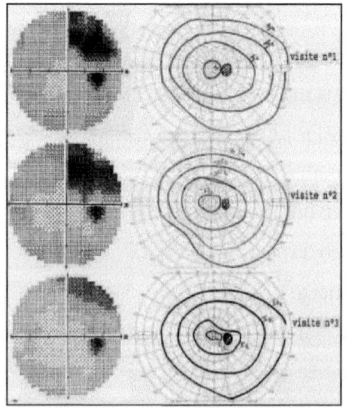

L'acuité visuelle est restée la même lors des 3 visites. Elle est mesurée à 9/10 pour l'œil droit et l'œil gauche à l'échelle de Monoyer et à P1,5 à l'échelle de Parinaud.

Les résultats de l'étude campimétrique sont présentés sur la figure 9. A la 1e visite, l'étude du champ visuel statique met en évidence une quadranopsie latérale homonyme supérieure droite dont les limites internes sont à 0° en excentricité horizontale et à 5° en excentricité verticale. Lors de cette même visite, le champ visuel dynamique est en revanche normal. Il s'agit là d'une

Figure 9. Champ visuel statique (à gauche) et dynamique (à droite) de QUM à la visite n°1 (haut), n°2 (milieu) et n° 3 (bas)

dissociation stato-kinétique, que l'on rencontre dans certains déficits visuels centraux, en particulier dans le phénomène de Riddoch. A la 2ᵉ visite, aucune modification significative du champ visuel n'est observée, tant sur l'étude statique que sur l'étude dynamique. Enfin, à la 3ᵉ visite on note une diminution du scotome, dont les limites internes sont à 0° d'excentricité horizontale et à 12° d'excentricité verticale. Le champ visuel dynamique est toujours normal.

2.1.3. Etude psychophysique de la vision

2.1.3.1. Perception des couleurs

Les projecteurs utilisés lors de la première visite de QUM n'étaient pas les mêmes que par la suite du protocole. La résolution de ces anciens projecteurs étant moins bonne, la distinction entre les couleurs jaune et verte était bien plus difficile lors de la première visite que lors des suivantes. Nous avons donc décidé d'évaluer la perception des couleurs de QUM seulement sur des stimuli rouges ou bleus isoluminants.

Les performances de QUM dans la perception des couleurs sont présentées sur la figure 10. Lors de la première visite, QUM montre d'excellentes performances du côté sain, tant en position excentrée (100%) qu'en position centrée (98%). En revanche, du côté atteint, les performances sont bien plus faibles, en position centrée (75%) et surtout en position excentrée (46%). Ces différences sont très significatives tant en position excentrée ($p<0.001$) qu'en position centrée ($p<0.001$).

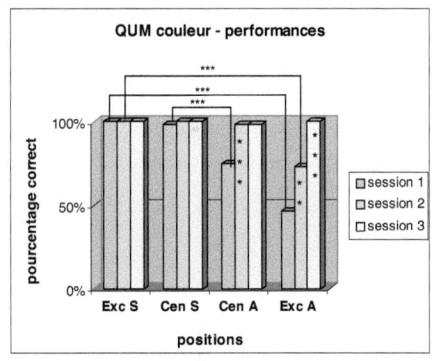

Figure 10. Performances de QUM (% réponses correctes) dans la perception des couleurs lors des 3 visites (session 1, 2,3) aux 4 positions: excentrée côté sain (Exc S), excentrée côté atteint (Exc A), centrée côté sain (Cen S) et centrée côté atteint (Cen A). Analyse statistique par le test du khideux. Les étoiles posées directement sur une barre suggèrent une différence significative avec la barre précédente.
* $p<0.05$; ** $p<0.01$; *** $p<0.005$

Lors de la 2ᵉ visite, la patiente présente toujours d'excellentes performances Du côté sain (100% en position excentrée et centrée). Du côté atteint, QUM présente 98% de réponses correctes en position centrée et 73% en position excentrée. Il apparaît donc, respectivement pour ces 2 positions, une amélioration très significative de 23.21% ($p<0.001$) et 26.79% ($p<0.001$). Ainsi on ne retrouve plus de différence significative entre le côté atteint et le côté sain en position centrée. Néanmoins, en position excentrée, il persiste une différence très significative entre les 2 côtés

45

(p<0.001). Enfin les résultats de la troisième visite montrent la persistance des bonnes performances du côté sain (100% pour chacune des positions). Dans le champ atteint, l'amélioration observée à la 2e visite se poursuit. En effet, par rapport à la précédente visite, on retrouve des performances similaires en position centrée (98%) et une amélioration significative, en position excentrée (100%), de 26.79% (p<0.001). Ainsi il n'existe plus de différence entre le côté sain et le côté atteint.

La figure 11 illustre les temps de réaction de QUM pour la discrimination des couleurs.

A la première visite, les temps de réaction, dans le champ « aveugle » sont significativement plus longs par rapport au champ « voyant », tant en position excentrée (1163ms vs 663ms ; p<0.001) qu'en position centrée (1071ms vs 634ms ; p<0.001). Lors de la 2e visite, l'allongement des temps de réaction du côté atteint par rapport au côté sain existe encore mais de façon moins marquée : 479 ms (p<0.001) en position excentrée et 192 ms (p=0.005) en position centrée. A la dernière, visite

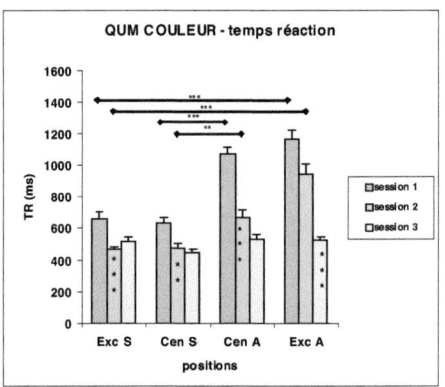

Figure 11. Moyenne des temps de réaction (en ms) et erreur type (en ms) de QUM dans la perception des couleurs lors des 3 visites (session 1, 2,3) aux 4 positions: excentrée côté sain (Exc S), excentrée côté atteint (Exc A), centrée côté sain (Cen S) et centrée côté atteint (Cen A). Analyse statistique par ANOVA avec ajustement des comparaisons multiples par le test de Bonferroni. Les étoiles posées directement sur une barre suggèrent une différence significative avec la barre précédente. * p<0.05 ; ** p<0.01 ; *** p<0.005

l'amélioration se confirme puisqu'il n'existe plus de différence significative entre les 2 côtés, tant en position centrée qu'en position excentrée.

En s'intéressant à l'évolution dans chacune des positions, on constate une diminution des temps de réaction entre la 1e, la 2e et la 3e visite non seulement du côté atteint mais également du côté sain. Ceci suggère un effet d'apprentissage au fil des visites. Néanmoins, la différence entre la 1e et la 3e visite est, du côté sain, de 149 ms (p=0.006) en position excentrée et de 188 ms (p=0.008) en position centrée alors que du côté atteint, les différences sont respectivement de 638 ms (p<0.001) et 543 ms (p<0.001). Il existe donc, du côté atteint, outre l'effet d'apprentissage, un mécanisme de récupération à l'origine de la diminution des temps de réaction.

2.1.3.2. *Perception du mouvement*

L'analyse des performances de QUM, en condition « mouvement » est présentée sur la figure 12.

Dans le champ « voyant », QUM obtient 100% de réponses exactes, lors des 3 visites, dans les 2 positions. Du côté atteint, ses capacités de discrimination du mouvement sont excellentes aux 3 visites et aux 2 excentricités, puisque ses performances sont strictement les mêmes par rapport au côté sain (100% de réponses exactes).

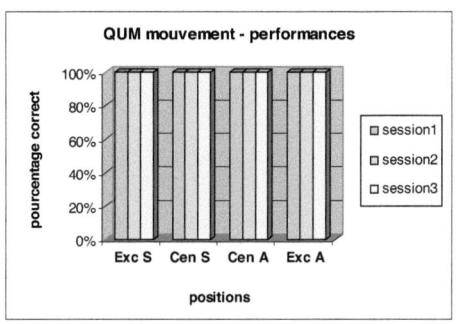

Figure 12. Performances de QUM (% réponses correctes) dans la perception du mouvement lors des 3 visites (session 1, 2,3) aux 4 positions : excentrée côté sain (Exc S), excentrée côté atteint (Exc A), centrée côté sain (Cen S) et centrée côté atteint (Cen A). Analyse statistique par le test du khideux. Les étoiles posées directement sur une barre suggèrent une différence significative avec la barre précédente.
* p<0.05 ; ** p<0.01 ; *** p<0.005

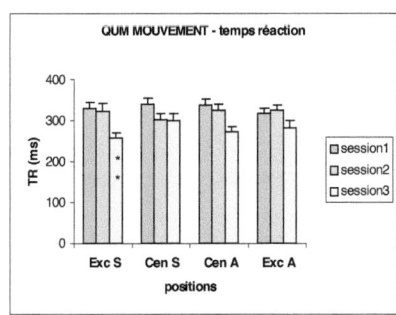

Figure 13. Moyenne des temps de réaction (en ms) et erreur type (en ms) de QUM dans la perception du mouvement lors des 3 visites (session 1, 2,3) aux 4 positions : excentrée côté sain (Exc S), excentrée côté atteint (Exc A), centrée côté sain (Cen S) et centrée côté atteint (Cen A). Analyse statistique par ANOVA avec ajustement des comparaisons multiples par le test de Bonferroni. Les étoiles posées directement sur une barre suggèrent une différence significative avec la barre précédente.
* p<0.05 ; ** p<0.01 ; *** p<0.005

L'étude des temps de réaction en condition mouvement (figure 13) retrouve globalement une amélioration des temps de réaction au fil des visites. Néanmoins, cet effet n'est significatif que dans 2 des positions : « excentré sain » et « centré atteint ». En revanche, à aucune des 3 visites, il n'est observé de différence significative entre le champ voyant et le champ aveugle. Ainsi, il n'est pas retrouvé chez QUM de déficit dans la perception du mouvement.

Enfin, l'étude comparative des temps de réaction dans les différentes conditions, permet de mettre en évidence une plus grande rapidité du traitement du mouvement (271 à 338 ms du côté sain) par rapport au traitement des couleurs (446 à 663 ms du côté sain) ou des formes (472 à 573 ms du côté sain). Cette observation est en accord avec les travaux antérieurs, qui ont démontré un traitement des informations plus rapide pour la voie dorsale que pour la voie ventrale (Schmolesky et al 1998 [113]).

2.1.4. Examen électrophysiologique

2.1.4.1. Perception des couleurs

La figure 14 représente les PEV recueillis sur l'électrode Pz, en condition couleur, lors des 3 visites.

A la 1e visite, aux 2 positions du côté sain, on recueille des réponses P1 et N1 de même latence, avec une P1 d'amplitude plus faible pour la position excentrée et une N1 de même amplitude pour les 2 positions.

Du côté atteint, lors de la même visite, on retrouve, pour la position centrée des réponses P1 et N1 de latence plus longue et d'amplitude plus faible par rapport à la même position du côté sain. En position excentrée, du côté atteint, on ne recueille aucune réponse P1 ou N1.

A la 2e visite, on recueille aux 4 positions des réponses P1 et N1. On ne retrouve plus de différence de latence ou d'amplitude de ces réponses entre le côté sain et le côté atteint.

A la 3e visite, les réponses P1 et N1 recueillis ne présentent toujours aucune différence de latence entre le côté sain et le côté atteint. Les amplitudes de P1 et N1 sont légèrement plus faibles pour le côté atteint par rapport au côté sain.

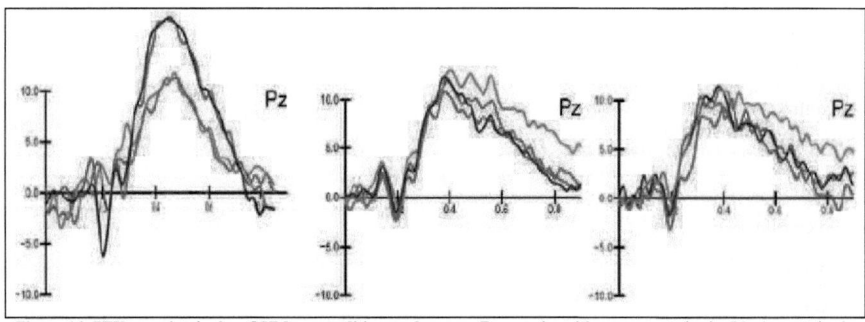

Figure 14. PEV enregistrés chez QUM, en condition couleur, sur Pz, aux 4 positions : excentré sain (bleu), centré sain (rouge), centré atteint (magenta) et excentré atteint (vert). Résultats lors de la 1e visite (à gauche), la 2e visite (centre) et la 3e visite (à droite).

2.1.4.2. Perception du mouvement

Sur la figure 15 sont présentés les PEV recueillis chez QUM en condition « mouvement ».

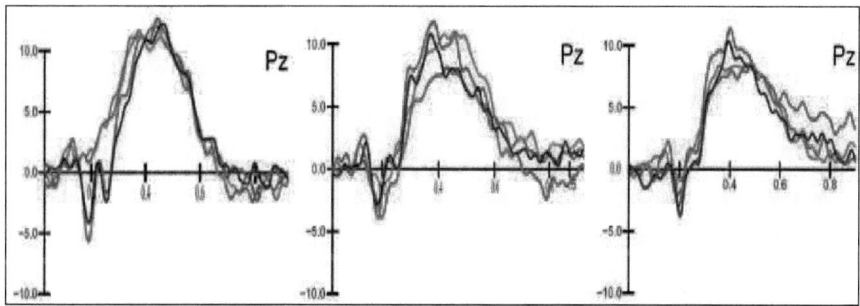

Figure 15. PEV enregistrés chez QUM, en condition mouvement, sur Pz, aux 4 positions : excentré sain (bleu), centré sain (rouge), centré atteint (magenta) et excentré atteint (vert). Résultats lors de la 1e visite (à gauche), la 2e visite (centre) et la 3e visite (à droite).

A la visite n°1, pour le champ sain, on recueille des réponses P1 et N1 de même latence et de même amplitude. Pour le champ atteint, on recueille des composantes P1 de même latence par rapport au côté sain mais il n'existe pas de composante N1, tant en position centrée qu'en position excentrée.

A la visite n°2, on retrouve, pour le champ atteint, des réponses P1 de même latence par rapport au champ sain, avec des amplitudes égales en position excentrée, alors qu'en position excentrée, la P1 est plus ample du côté sain. On voit apparaître une composante N1 aux 2 positions du champ atteint. Celle-ci est, en position centrée, de même latence et de même amplitude que son homologue dans le champ sain. En position excentrée, la réponse N1 a une latence plus longue et une amplitude plus faible par rapport au côté sain.

A la visite n°3, aucune modification n'est observée au niveau de la P1 par rapport à la session 2. En revanche, la latence de la N1, en position excentrée, dans le champ aveugle, est désormais égale à celle du champ voyant. Son amplitude reste néanmoins inférieure. En position centrée, la latence et l'amplitude de la N1 sont les mêmes pour le champ voyant et le champ aveugle.

2.1.5. IRM fonctionnelle

2.1.5.1. Perception des couleurs

La présentation des stimuli colorés dans le champ « voyant » gauche (figure 16) entraîne des activations du cortex visuel droit. En effet, l'étude du contraste couleur vs repos met en évidence une activation très significative ($p<0.01$) de V1, V2, V3 et V4 à droite et moins intense de V4 à gauche. Néanmoins, le profil d'activation bilatérale rencontré chez les sujets sains n'est pas retrouvé ici, l'hémisphère lésé présentant une activation très réduite. En contraste couleur vs gris, on retrouve à droite une activation plus circonscrite spécifique de V4 ($p<0.05$). Aucune activation n'est retrouvée à gauche.

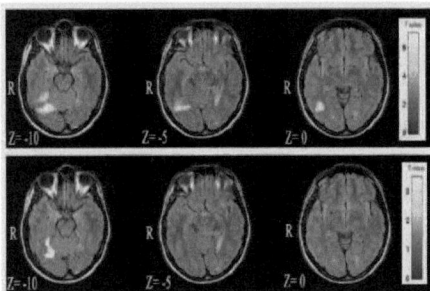

Figure 16. IRMf de QUM en condition couleur du côté sain. En haut, couleur vs repos ($p<0.01$). En bas couleur vs gris ($p<0.05$).

La figure 17 montre l'évolution des activations cérébrales induites par la présentation des stimuli colorés dans le champ « aveugle » droit, en contraste couleur vs repos ($p<0.01$), au cours des 3 visites. A la première visite, aucune activation cérébrale n'est retrouvée (même en abaissant le seuil a $p<0.05$).

Un mois plus tard, à la 2e visite, on retrouve, lors de ce même contraste, une activation significative ($p<0.01$) de V2, V3 et V4 à gauche, en bordure de la lésion, ainsi qu'une activation de V4 à droite (contro-lésionnel).

A la 3e visite il existe toujours, à gauche, une activation de V2, V3 et V4 ($p<0.01$), plus étendue par rapport à la visite n°2 mais qui reste moins importante que celle du côté sain. On

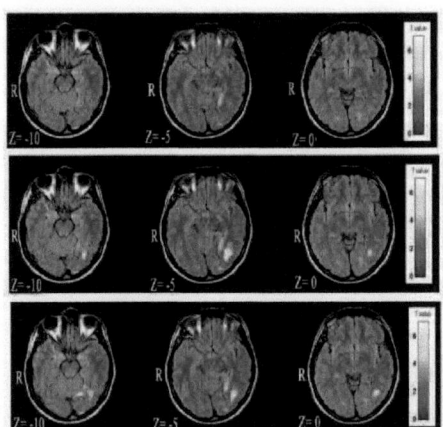

Figure 17. IRMf de QUM en condition couleur, du côté atteint. Contraste couleur vs repos à la visite n°1 (haut), la visite n°2 (centre) et la visite n°3 (bas). $p<0.01$.

retrouve une activation de V2/V3 à droite. Il est intéressant de noter que ce contraste génère normalement un profil d'activation bilatéral. Or, le cortex sain de cette patiente ne récupère pas une activation franche comparée à celle des sujets sains. Nous en déduisons que l'hémisphère contro-lésionnel « sain » ne peut être considéré comme sain et subi des contre-coups de la lésion.

Nous avons ensuite analysé, en contraste couleur vs gris (p<0,05), les activations induites par la présentation des stimuli dans le scotome (figure 18).

A la 1e visite, on n'observe aucune activation. Lors de la 2e visite, on retrouve une activation spécifique du gyrus fusiforme postérieur ipsi-lésionnel, correspondant à V4 (p<0,05). Cette activation est moins forte par rapport à celle induite lors du même contraste, par les stimuli dans le champ « voyant », mais se situe bien dans l'aire corticale homologue, V4. On remarque qu'elle est légèrement décalée et vient border la lésion. A la 3e visite, on retrouve encore l'activation spécifique de V4 ipsi-lésionnel (p<0,05), qui, par rapport à la précédente visite, s'est discrètement étendue vers la partie la plus postérieure du gyrus fusiforme.

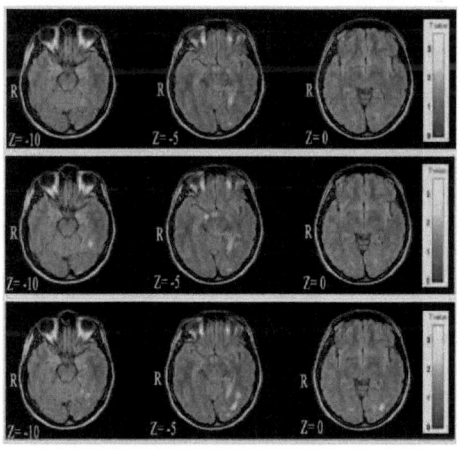

Figure 18. IRMf de QUM en condition couleur, du côté atteint. Contraste couleur vs gris à la visite n°1 (haut), la visite n°2 (centre) et la visite n°3 (bas). p<0.05.

Les activations contro-lésionnelles observées en contraste couleur vs repos lors des sessions 2 et 3 pourraient s'expliquer soit par l'apparition de connexions inter-hémisphériques, soit par la croix de fixation centrale, présente en blocs couleur et gris et absente en blocs repos. L'absence de ces activations contro-lésionnelles en contraste couleur vs gris et l'existence d'activations ipsi-latérales aux stimuli pour le contraste couleur vs repos du côté sain vont plutôt dans le sens d'une implication de la croix de fixation.

Les mécanismes qui sous-tendent la récupération fonctionnelle ne sont, à ce stade, pas encore très clairs. Pour les préciser, il est intéressant de chercher les modifications des activations cérébrales survenues entre les sessions 1, 2 et 3 lors de la présentation des stimuli colorés dans le champ « aveugle ». Ainsi, l'analyse du contraste couleur atteint n°3 vs couleur atteint n°1, comme celle du contraste couleur atteint n°2 vs couleur atteint n°1, met en évidence une activation significative de V4 ipsi-lésionnel (p<0.05) (résultats non montrés). Ces résultats vont dans le sens d'une récupération fonctionnelle à partir d'afférences sous corticales directes sur les aires extra-striées ipsi-lésionnelles (Zeki et Ffytche 1998[43] ; Barbur et al 1993[42] ; Goeble et al 2001[44] ; Schoenfeld et al 2002[45]).

2.1.5.2. Perception du mouvement

En condition mouvement, pour des stimulations dans le champ sain gauche (figure 19), on retrouve, en contraste mouvement vs repos, des activations significatives ($p<0.01$) de V1, V2, V3, V4 et V5 à droite surtout, mais également à gauche. En contraste mouvement vs statique, on retrouve une activation de V5 droit ($p<0.05$) sans aucune autre activation. Ces résultats confirment le rôle central de V5 dans le traitement perceptif du mouvement.

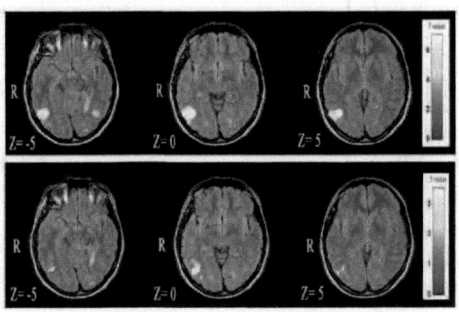

Figure 19. IRMf de QUM en condition mouvement du côté sain. En haut, mouvement vs repos ($p<0.01$). En bas mouvement vs statique ($p<0.05$).

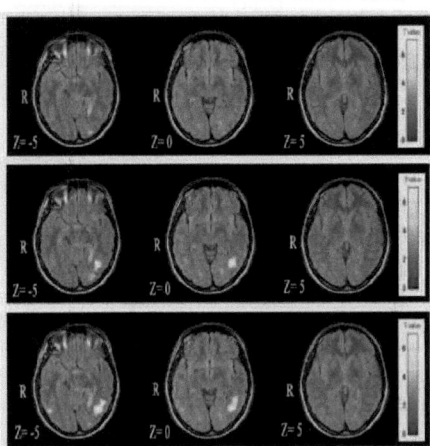

Figure 20. IRMf de QUM en condition mouvement, du côté atteint. Contraste mouvement vs repos à la visite n°1 (haut), la visite n°2 (centre) et la visite n°3 (bas). $p<0.01$.

Pour des stimulations dans le champ atteint droit, l'étude du contraste mouvement vs repos (figure 20) met en évidence, pour la 1e visite une activation isolée de V2/V3 ipsi-lésionnel ($p<0.01$). A la 2e et la 3e visite, on observe des activations de V2/V3 et V5 ipsi-lésionnels ($p<0.01$). Il existe également des activations moins fortes de V2/V3 et V5 contro-lésionnels.

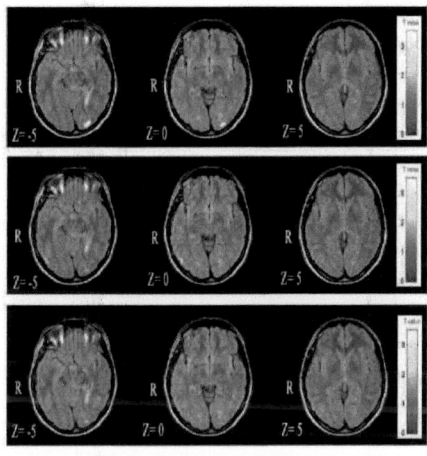

Figure 21. IRMf de QUM en condition mouvement, du côté atteint. Contraste mouvement vs statique à la visite n°1 (haut), la visite n°2 (centre) et la visite n°3 (bas). p<0.05.

En contraste mouvement vs statique pour le champ atteint (figure 21), on ne trouve, à la visite n°1, où la patiente ne présente pas de déficit dans la perception du mouvement, aucune activation de V5, même à un seuil de p<0.05. En revanche, on observe une activation de V2/V3 ipsi-lésionnel (p<0.05). Cette activation correspond probablement à V3a, aire de la voie dorsale, activée par le mouvement (Stiers et al, 2006[117]). A la visite n°2, il n'existe aucune activation ipsi-lésionnelle mais une activation de V5 contro-lésionnel (p<0.05) est retrouvée. Une représentation partielle du champ visuel ipsi-latéral dans V5 a déjà été décrite chez le sujet sain et l'homme cérébro-lésé (Ffytche et al 2000[118]). Cette activation de V5 ipsi-latéral par les 15° centraux du champ visuel serait liée soit à des connexions trans-calleuses entre les 2 aires V5, soit par un réseau direct (rétine –> CGL –> V5 ou rétine –> colliculus supérieur –> pulvinar –> V5). A la visite n°3, l'activation de V5 contro-lésionnel a disparu au profit de l'apparition d'une activation de V5 ipsi-lésionnel (p<0.05).

L'évolution se fait comme si V5 ipsi-lésionnel était sidéré à la phase aiguë. Ainsi, dans un 1er temps, seule V3a est activée, mais de façon efficace puisque la patiente n'est pas déficitaire dans la perception du mouvement. Dans un 2e temps, V5 ipsi-lésionnel étant toujours sidéré, c'est V5 contro-lésionnel qui est activée à la visite n°2. Ceci reflète peut être un phénomène de balance inter hémisphérique tel qu'il a pu être décrit dans la récupération motrice ou du langage post AVC. Enfin, à la visite n°3, la sidération de V5 ipsi-lésionnel est levée et l'on observe l'activation classique de la voie dorsale controlatérale aux stimuli : V5 ipsi-lésionnel.

2.1.6. Examen neurologique

A l'inclusion l'examen neurologique de QUM ne retrouve qu'une QLH supérieure droite. Aucun signe extra visuel n'est objectivé. Le score NIHSS est de 1/42. A la 1e et 2e visite, l'examen neurologique reste identique. A la 3e et dernière visite, on ne met plus en évidence de déficit visuel et le score NIHSS est de 0/42.

2.1.7. Synthèse

L'analyse des résultats de QUM montre tout d'abord que la patiente présente initialement un déficit visuel partiel, dissocié, touchant sélectivement la perception des couleurs alors que le mouvement est parfaitement perçus (syndrome de Riddoch).

Cette dissociation visuelle s'explique peut-être par la topographie de la lésion qui touche préférentiellement la voie ventrale (impliquée dans la perception des couleurs). V1 n'est que très partiellement lésée, dans sa partie ventrale.

Ce déficit de traitement des couleurs présente des corrélats tant en PEV (allongement des latences et diminution des amplitudes de P1 et N1) qu'en IRMf (aucune activation cérébrale en condition couleur à la session 1).

L'évolution va dans le sens d'une amélioration puis d'une normalisation de la perception des couleurs à la dernière visite. Cette récupération fonctionnelle présente des corrélats en PEV (normalisation complète des latences de P1 et N1 ; normalisation partielle des amplitudes de P1 et N1) et en IRMf (apparition puis extension d'une activation spécifique de V4 ipsi- et péri-lésionnel en l'absence d'activation de V1).

En condition mouvement, alors que la patiente ne présente d'emblée aucun déficit, on retrouve, à la session 1, des anomalies tant en PEV qu'en IRMf.

En effet, il existe initialement, en PEV, un allongement des latences et une diminution des amplitudes de P1 et N1, qui vont partiellement se normaliser aux sessions 2 et 3.

En IRMf, on retrouve initialement une activation isolée de V2/V3 ipsi-lésionnel sans activation de V1 ou V5. A la session 2, cette activation de V2/V3 ipsi-lésionnel est accompagnée d'une activation de V5 contro-lésionnel. A la session 3, l'activation de V2/V3 ipsi-lésionnel est associée à une activation de V5 ipsi-lésionnel. Il existe donc une participation transitoire de l'hémisphère contro-lésionnel.

2.2. PATIENT N°2 : FOG

2.2.1. Caractéristiques

FOG est un homme de 81 ans, droitier, qui a présenté une HLH gauche isolée en rapport avec un infarctus de l'ACP droite. A la visite d'inclusion réalisée à J10, on ne met en évidence, à l'examen clinique, qu'une HLH gauche. Le reste de l'examen neurologique est normal. Le score NIHSS est de 1/42. Le score MMSE est de 29/30.
L'IRM anatomique (figure 22) objective un infarctus superficiel de l'ACP droite touchant les aires V1 dorsal, V2d et V3d. Les aires V4 et V5 sont épargnées.
La première visite s'est déroulée à J11 après l'AVC. La seconde à J11+ 1 mois et la 3e à J11+ 3 mois.

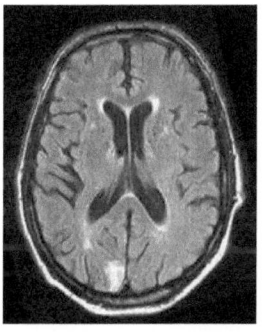

Figure 22. IRM anatomique (FLAIR) de FOG à l'inclusion.

2.2.2. Examen ophtalmologique

FOG présente un antécédent de glaucome chronique bilatéral. Ainsi, à la visite n°1, son acuité visuelle est de 7/10 (œil gauche) et 8/10 (œil droit) à l'échelle de Monoyer et P2 (œil droit et œil gauche) à l'échelle de Parinaud. L'acuité visuelle est restée stable durant les 3 visites.
La figure 23 présente l'évolution du champ visuel (statique et cinétique) de FOG au fil des 3 visites. A la session 1, l'étude du champ visuel statique objective une HLH gauche, sans épargne maculaire. Le scotome est plus marqué dans le quadrant inférieur gauche. La limite champ voyant/ champ aveugle se situe sur la ligne médiane. Lors de cette même session, le champ visuel dynamique est moins perturbé, ne retrouvant qu'un scotome dans le quadrant inférieur gauche (mais la fixation oculaire du patient a été mauvaise).

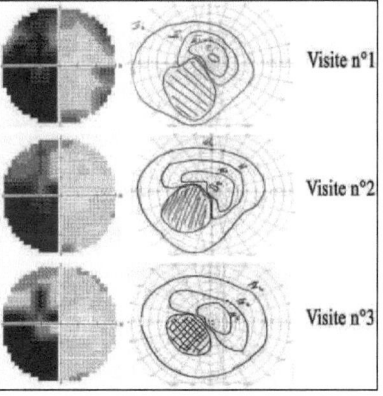

Figure 23. Champ visuel statique (à gauche) et dynamique (à droite) de FOG à la visite n°1 (haut), n°2 (milieu) et n° 3 (bas)

A la session 2, à l'étude campimétrique statique, le scotome a partiellement régressé dans le quadrant supérieur gauche. Il est inchangé dans le quadrant inférieur gauche. Sur le champ visuel dynamique, l'étendue du scotome s'est discrètement réduite.

A la session 3, le champ visuel statique continue de s'améliorer puisque, outre la régression du scotome dans le quadrant supérieur gauche, on retrouve désormais une petite zone voyante dans le quadrant inférieur gauche, en région maculaire. A l'étude campimétrique dynamique, le scotome continue de régresser dans le quadrant inférieur gauche.

2.2.3. Etude psychophysique de la vision

2.2.3.1. Perception des couleurs

Les performances de FOG dans la perception des couleurs sont présentées sur la figure 24.

A la 1e visite, le patient présente, pour la position excentrée, des performances significativement plus faibles (p=0,016) du côté atteint (72%) par rapport au côté sain (84%). En revanche, en position centrée, il n'existe pas de différence significative entre le champ « aveugle » (80%) et le champ « voyant » (82%).

A la 2e visite, il n'existe toujours pas de différence, pour la position centrée, entre le côté atteint (87%) et le côté sain (90%). En

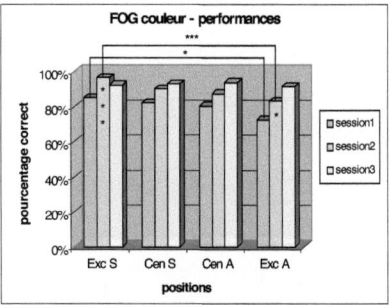

Figure 24. Performances de FOG (% réponses correctes) dans la perception des couleurs lors des 3 visites (session 1, 2, 3) aux 4 positions : excentrée côté sain (Exc S), excentrée côté atteint (Exc A), centrée côté sain (Cen S) et centrée côté atteint (Cen A). Analyse statistique par le test du khideux. Les étoiles posées directement sur une barre suggèrent une différence significative avec la barre précédente. * p<0.05 ; ** p<0.01 ; *** p<0.005

position excentrée, du côté atteint, même si les performances se sont améliorées (82%) par rapport à la 1e visite, elles restent néanmoins inférieures (p<0,001) en comparaison avec le côté sain (96%).

A la 3e visite, la récupération continue puisqu'on ne met plus en évidence de différence significative de performances entre le côté atteint et le côté sain, tant en position centrée (93% côté atteint / 92% côté sain) qu'en position excentrée (91% côté atteint / 92% côté sain).

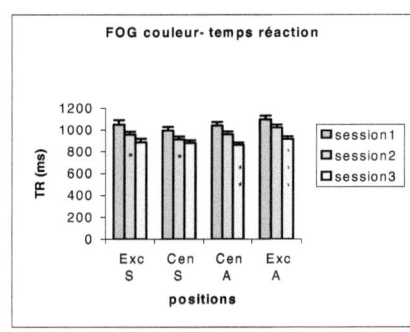

Figure 25. Moyenne des temps de réaction (en ms) et erreur type (en ms) de FOG dans la perception des couleurs lors des 3 visites (session 1, 2,3) aux 4 positions: excentrée côté sain (Exc S), excentrée côté atteint (Exc A), centrée côté sain (Cen S) et centrée côté atteint (Cen A). Analyse statistique par ANOVA avec ajustement des comparaisons multiples par le test de Bonferroni. Les étoiles posées directement sur une barre suggèrent une différence significative avec la barre précédente.
* $p<0.05$; ** $p<0.01$; *** $p<0.005$

L'étude des temps de réaction de FOG en condition couleur (figure 25) ne permet pas de mettre en évidence de différence significative entre le champ voyant et le champ aveugle à aucune des 3 visites. On observe en revanche, pour chacune des positions, une amélioration des temps de réaction au fil des 3 visites. Cet effet, qui n'est pas plus marqué du côté atteint par rapport au côté sain est probablement le reflet d'un apprentissage. Les temps de réaction particulièrement longs du patient semblent liés à une stratégie de privilégier une « bonne réponse » quelque soit le temps mis pour répondre. Ce paramètre ne semble donc pas sensible au déficit contrairement aux autres patients.

2.2.3.2. Perception du mouvement

Les performances de FOG pour la perception du mouvement sont illustrées sur la figure 26.
A la visite n°1, on observe des performances nettement plus faibles du côté atteint par rapport au côté sain en position excentrée (40% vs 88% ; $p<0.001$) et en position centrée (50% vs 85% ; $p<0.001$).
A la visite n°2, les performances se sont améliorées du côté atteint. En effet, en position centrée, les performances sont passées de 50% à 88% ($p<0.001$) et on ne met plus en évidence de différence

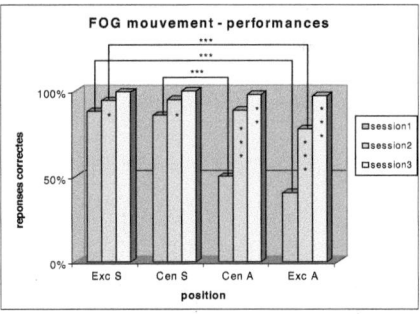

Figure 26. Performances de FOG (% réponses correctes) dans la perception du mouvement lors des 3 visites (session 1, 2,3) aux 4 positions : excentrée côté sain (Exc S), excentrée côté atteint (Exc A), centrée côté sain (Cen S) et centrée côté atteint (Cen A). Analyse statistique par le test du khideux. Les étoiles posées directement sur une barre suggèrent une différence significative avec la barre précédente. * $p<0.05$; ** $p<0.01$; *** $p<0.005$

significative avec le côté sain (95%). En position excentrées elles ont évoluées, en 1 mois, de 40% à 77% (p<0.001). Ces performances restent encore inférieures (p<0.001) par rapport au côté sain (94%).

A la 3e visite, la récupération se poursuit avec, du côté atteint, des performances de 97% en position centrée (vs 88% à la session 2 ; p=0.007) et en position excentrée (vs 77% à la session 2 ; p<0.001). Il n'existe ainsi plus de différence significative avec le côté sain, où les performances sont de 100% en position centrée et de 99% en position excentrée.

L'étude des temps de réaction, en condition mouvement, est présentée sur la figure 27.

A la session 1, les temps de réaction sont plus longs du côté atteint par rapport au côté sain en position excentrée (1253ms vs 648ms ; p=0.005) et en position centrée (1195ms vs 679ms ; p=0.006).

A la session 2, les temps de réaction pour le champ « aveugle » se sont améliorés par rapport à la visite n°1, tant en position excentrée (824ms vs 1253ms ; p=0.001) qu'en position centrée (783ms vs 1195ms ; p=0.02).

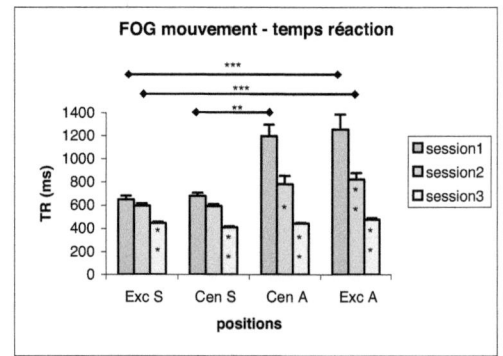

Figure 27. Moyenne des temps de réaction (en ms) et erreur type (en ms) de FOG dans la perception du mouvement lors des 3 visites (session 1, 2,3) aux 4 positions : excentrée côté sain (Exc S), excentrée côté atteint (Exc A), centrée côté sain (Cen S) et centrée côté atteint (Cen A). Analyse statistique par ANOVA avec ajustement des comparaisons multiples par le test de Bonferroni. Les étoiles posées directement sur une barre suggèrent une différence significative avec la barre précédente. * p<0.05 ; ** p<0.01 ; *** p<0.005

Par conséquent, il n'existe plus, en position centrée, de différence significative entre le côté atteint et le côté sain (783ms vs 592ms). En position excentrée, en revanche, on met encore en évidence une différence entre champ « aveugle » et champ « voyant » (824ms vs 597ms ; p=0.002). A la session 3, les temps de réaction se sont normalisés du côté atteint par rapport au côté sain, pour la position centrée (442ms vs 410ms ; p=0.095) et la position excentrée (477ms vs 447ms ; p=0.211).

Enfin de façon générale, les temps de réaction obtenus en condition mouvement sont plus courts qu'en condition couleur, illustrant encore une fois le traitement plus rapide de la voie dorsale par rapport à la voie ventrale (Schmolesky et al 1998[113], Bullier, 2001[114]).

Au total, l'étude psychophysique permet de montrer que FOG présente initialement un déficit dans la perception des couleurs très modéré, uniquement en position excentrée, et un déficit dans la perception du mouvement beaucoup plus marqué aux 2 excentricités. Ce déficit évolue, au fil des visites suivantes, vers une récupération progressive et totale à 3 mois post-AVC.

2.2.4. Examen électrophysiologique

2.2.4.1. Perception des couleurs

Les PEV recueillis en condition couleur sont présentés sur la figure 28.

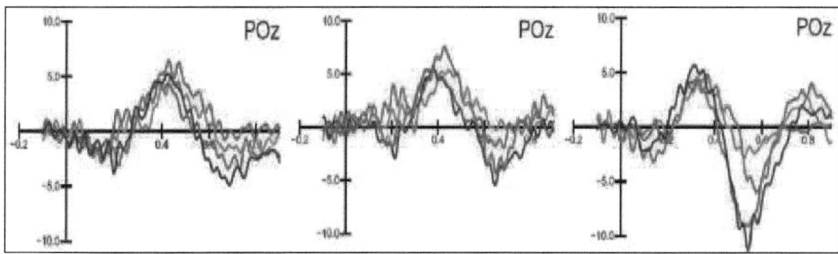

Figure 28. PEV enregistrés chez FOG, en condition couleur, sur POz, aux 4 positions : excentré sain (bleu), centré sain (rouge), centré atteint (magenta) et excentré atteint (vert). Résultats lors de la 1ᵉ visite (à gauche), la 2ᵉ visite (centre) et la 3ᵉ visite (à droite).

A la visite n°1, on retrouve, pour les 2 positions du côté sain, des composantes P1 et N1 de faible amplitude sur un tracé de fond bruité. Cette faible amplitude des PEV est retrouvée dans d'autres études qui se sont intéressées à l'effet de l'âge sur les PEV chez des sujets sains (Justino et al 2001 [119], Taroyan et al 2004 [120]). Les latences de la P1 et la N1 sont légèrement plus courtes en position excentrée par rapport à la position centrée. De même, les amplitudes sont discrètement plus grandes en position excentrée.
Du côté atteint, aucune réponse P1 ou N1 n'est retrouvée à la session 1, tant en position excentrée qu'en position centrée.
A la visite n°2, on observe toujours un tracé de fond bruité. Du côté sain, il existe des composantes P1 et N1 de même latence aux 2 positions. L'amplitude de la composante N1 est plus grande en position excentrée. Du côté atteint, on ne retrouve toujours pas de composante P1 ou N1 tant en position excentrée qu'en position centrée.

A la visite n°3, aux 2 positions du côté sain, on retrouve une composante N1 de faible amplitude. Sa latence est légèrement plus longue en position excentrée. On ne met pas en évidence de composante P1 à cette session.

Du côté atteint, on retrouve désormais une composante P1 de latence plus courte en position excentrée et de même amplitude aux 2 positions. On met, de même, en évidence, pour les 2 positions du côté atteint, une composante N1 de plus faible amplitude et de latence modérément plus longue par rapport à leur homologue du côté sain.

2.2.4.2. *Perception du mouvement*

Sur la figure 29 sont présentés les PEV recueillis en condition mouvement lors des 3 sessions.

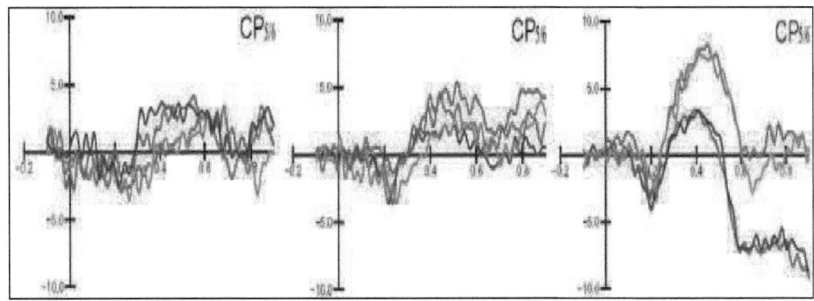

Figure 29. PEV enregistrés chez FOG, en condition mouvement, sur CP5 du côté sain et CP6 du côté atteint, aux 4 positions : excentré sain (bleu), centré sain (rouge), centré atteint (magenta) et excentré atteint (vert). Résultats lors de la 1ᵉ visite (à gauche), la 2ᵉ visite (centre) et la 3ᵉ visite (à droite).

A la session 1, on met en évidence un complexe P1N1 pour les 2 positions du côté sain. La composante P1 a une amplitude légèrement plus grande et une latence discrètement plus longue en position centrée. La composante N1 est un peu plus ample et de latence plus courte en position excentrée. Du côté atteint, aucune réponse P1 ou N1 n'est observée.

A la session 2, on retrouve toujours un complexe P1N1 aux 2 positions du côté sain. Ces composantes P1 et N1 présentent des amplitudes similaires aux 2 positions mais ont une latence modérément plus courte en position excentrée. Du côté atteint, on observe désormais un complexe P1N1 tant en position centrée qu'en position excentrée. Les 2 composantes présentent, par rapport à leur homologue du côté sain, une amplitude plus faible et une latence légèrement allongée (surtout en position centrée).

A la session 3, on retrouve du côté sain une composante N1 de même latence aux 2 positions, modérément plus ample en position excentrée. On ne met en évidence de composante P1. Du côté atteint, on observe également une composante N1, qui a la même latence et la même amplitude que son homologue du côté sain, en position centrée, alors qu'en position excentrée, elle présente encore une plus faible amplitude et une latence plus longue par rapport au côté sain.

2.2.5. IRM fonctionnelle

Les activations cérébrales recueillies chez FOG, patient âgé de 81 ans, sont globalement plus faibles par rapport aux autres sujets, tant pour l'hémisphère lésé que pour l'hémisphère sain. Cette différence peut s'expliquer en partie par l'âge puisque plusieurs études antérieures (Huettel et al 2001 [121], Tekes et al 2005 [122]) ont mis en évidence, chez des sujets sains, une diminution du signal BOLD des sujets âgés par rapport aux sujets jeunes. Nous avons donc dû utiliser des seuils statistiques moins restrictifs chez FOG.

2.2.5.1. Perception des couleurs

Lors de la présentation de stimuli colorés dans le champ « voyant » droit (figure 30), on retrouve, en contraste couleur vs repos, une activation bilatérale de V1, V2, V3, V4 et V5 (p<0.001), prédominant à gauche.

En contraste couleur vs gris, on ne met en évidence aucune activation spécifique, à aucune des 3 visites, même pour un seuil de p à 0.05.

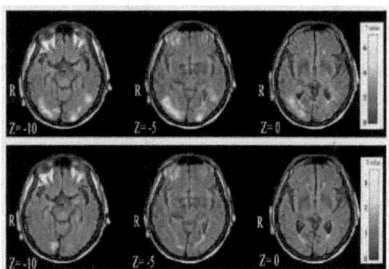

Figure 30. IRMf de FOG en condition couleur du côté sain. En haut, couleur vs repos (p<0.001). En bas couleur vs gris (p<0.05).

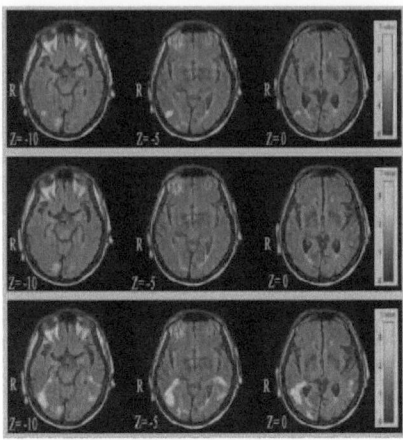

Figure 31. IRMf de FOG en condition couleur, du côté atteint. Contraste couleur vs repos à la visite n°1 (haut), la visite n°2 (centre) et la visite n°3 (bas). p<0.05.

Pour les présentations dans le champ « aveugle » gauche, l'étude du contraste couleur vs repos est présentée sur la figure 31. A la session 1, on retrouve une activation de V1, V2, V3 et V5 ipsi-lésionnels, et une discrète activation de V5 contro-lésionnel.

A la session 2, aucune activation n'est mise en évidence.

A la session 3, on retrouve une activation de V1 ipsi-lésionnel et une large activation bilatérale de V2/V3 et V5.

En contraste couleur vs gris (non représenté), comme pour le côté sain, aucune activation spécifique n'est retrouvée, à aucune des 3 sessions (p<0.05).

2.2.5.2. *Perception du mouvement*

Pour la présentation des stimuli dans le champ « voyant » droit (figure 32), on observe en contraste mouvement vs repos une activation de V2/V3 contro-lésionnel et une activation bilatérale de V5.

En contraste mouvement vs statique, on retrouve une activation bilatérale de V5.

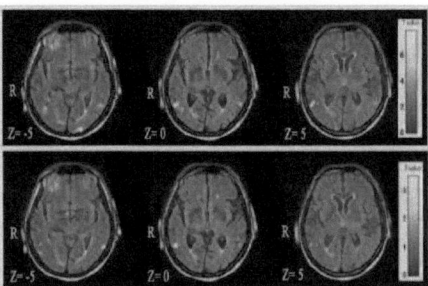

Figure 32. IRMf de FOG en condition mouvement du côté sain. En haut, mouvement vs repos (p<0.01). En bas mouvement vs statique (p<0.05).

Pour les présentations visuelles dans le champ « aveugle » gauche, l'étude du contraste mouvement vs repos (figure 33) met en évidence, à la session 1, une large activation de V2, V3, V5 ipsi-lésionnels et une discrète activation de V5 contro-lésionnel.

A la session 2, on ne retrouve qu'une discrète activation de V5 ipsi-lésionnel.

A la session 3, on observe une activation très nette de V5 ipsi-lésionnel.

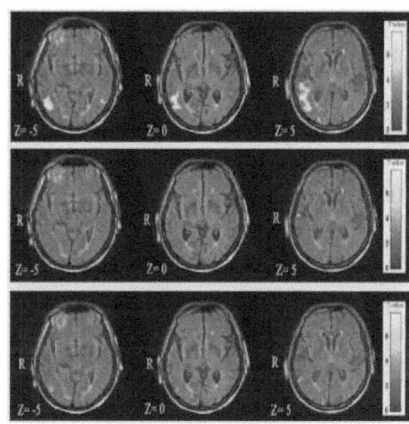

Figure 33. IRMf de FOG en condition mouvement, du côté atteint. Contraste mouvement vs repos à la visite n°1 (haut), la visite n°2 (centre) et la visite n°3 (bas). p<0.01.

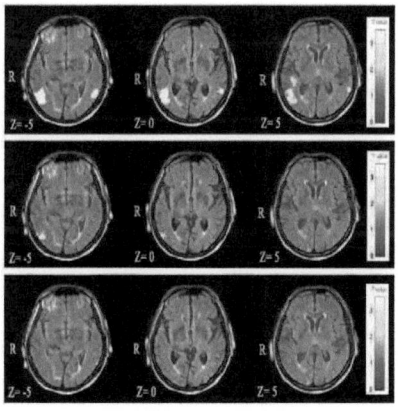

Figure 34. IRMf de FOG en condition mouvement, du côté atteint. Contraste mouvement vs statique à la visite n°1 (haut), la visite n°2 (centre) et la visite n°3 (bas). p<0.05.

L'analyse du contraste mouvement vs statique pour le champ « aveugle » gauche (figure 34) met en évidence, à la session 1, une activation bilatérale très nette de V5 prédominant à droite.

Lors des 2e et 3e sessions, on retrouve toujours cette activation spécifique de V5 bilatérale mais qui devient de plus en plus faible au fil des visites.

2.2.6. Examen neurologique

L'examen neurologique réalisé à l'inclusion met en évidence une HLH gauche isolée. Le score NIHSS est de 1/42. Lors des visites 1, 2, et 3, l'examen clinique reste inchangé.

2.2.7. Synthèse

Le déficit visuel de FOG est intéressant car, comme celui de QUM, il est d'emblée dissocié. Mais cette dissociation est totalement différente puisque FOG présente initialement une perception des couleurs sub-normale alors que la perception du mouvement est très déficitaire. Ce type de dissociation est moins décrite dans la littérature (Humphrey 1996 [48], Guo et al 1998 [49]) par rapport à celle présentée par QUM (syndrome de Riddoch).

L'infarctus de FOG lèse très partiellement V1 dans sa partie dorsale. Cette atteinte préférentielle de la voie dorsale est une explication à l'atteinte élective de la perception du mouvement.

Sur le plan évolutif, l'étude de ce patient est également très intéressante puisqu'au fil des 3 visites, on assiste à une récupération fonctionnelle visuelle progressive (d'abord en position « centrée atteint » puis en position « excentrée atteint ») et totale (on ne retrouve aucun déficit à la session 3).

Vis à vis des corrélats électrophysiologiques et métaboliques du déficit et de sa récupération, l'apport de ce patient est mitigé.

En effet, dans l'étude électrophysiologique, malgré des PEV plus « bruités » et d'amplitude plus faible par rapport aux autres sujets (vraisemblablement liés à l'âge du patient), on assiste à une première phase de sidération, où aucune composante n'est recueillie du côté atteint alors que les composantes P1 et N1 sont présentes pour les 2 positions du côté sain. Puis, au cours des sessions 2 et 3, on met en évidence l'apparition et la normalisation progressive et partielle des composantes précoces P1 et N1. Comme pour QUM, ce profil évolutif est retrouvé pour tous les aspects de la perception visuelle : perception du mouvement (déficitaire chez FOG) et perception des couleurs (sub-normale chez FOG).

En IRM, l'interprétation des résultats est plus délicate pour plusieurs raisons. Tout d'abord, en raison de l'âge du patient, le signal BOLD est plus faible (Huettel et al 2001 [121], Tekes et al 2005 [122]). Ceci explique probablement les difficultés, que nous avons eu à mettre en évidence, tant pour l'hémisphère sain que pour l'hémisphère lésé, les activations spécifiques au mouvement (activations de petites taille) et surtout à la couleur (aucune activation). Pour les contrastes plus grossiers (couleur vs repos et mouvement vs repos), les activations recueillies étaient en revanche satisfaisantes. L'effet de l'âge entraîne peut-être une difficulté plus importante dans la discrimination fine (des couleurs ou du mouvement) malgré une vision correcte.

Ensuite, on peut se demander pourquoi les profils évolutifs en IRM sont différents par rapport à QUM, avec en particulier l'absence de phase de sidération lors de la session 1 et l'existence d'une activation de V1 ipsi-lésionnel (en condition couleur).

Une première explication se base sur la similitude avec la récupération motrice chez les patients récupérant bien (Ward et al 2003[99], Tombari et al 2004[97]), avec une sur-activation puis une baisse du signal jusqu'à normalisation. Un tel phénomène pourrait expliquer l'absence de phase initiale de sidération. L'activation de V1 ipsi-lésionnel plaiderait en faveur d'une récupération visuelle à partir d'îlots préservés de V1 (Fendrich et al 1992 [54] ; Scharli et al 1999[55] ; Morland et al 2004[56] ; Kaas et al 1992[57]).

Une autre explication que l'on peut avancer est la difficulté du patient à maintenir la fixation oculaire sur la croix centrale lors de la 1e visite. En effet cette difficulté a été rencontrée lors de l'examen campimétrique et de l'étude psychophysique et électrophysiologique. Ce problème a pu être résolu pour la partie électrophysiologique et comportementale par la diminution de la durée de présentation des stimuli à 200ms et a été contrôlé par l'enregistrement des mouvements oculaires.

En IRM, nous ne pouvions ni contrôler les mouvements oculaires, ni abaisser la durée de présentation des stimuli. Il semble donc très probable que le patient ait réalisé des saccades durant l'IRM de la session 1, tout comme il en a réalisé durant les autres examens de cette 1e visite. Ceci explique probablement pourquoi nous avons retrouvé, à la session 1, la phase de sidération en PEV alors que nous ne l'avons pas mise en évidence en IRM.

Notons que nous retrouvons systématiquement des anomalies de l'hémisphère contro-lésionnel (activations asymétriques, diminuées par rapport à l'autre hémisphère).

2.3. PATIENT N°3 : DEM

2.3.1. Caractéristiques

DEM est un patient de 69 ans ayant présenté un infarctus de l'ACP droite responsable initialement d'un déficit sensitivo-moteur hémicorporel gauche et d'une HLH gauche. A la visite d'inclusion, réalisée à J10, le patient ne présente plus de déficit sensitivo-moteur mais il persiste une HLH gauche. Le score NIHSS est à 1/42.
L'IRM (figure 35) retrouve un infarctus de l'ACP droite, s'étendant du cortex visuel primaire jusqu'au cortex temporal interne (lésions de V1 ventral et dorsal, V2v, V3v et V4). Le patient a réalisé les 3 visites dans leur intégralité.

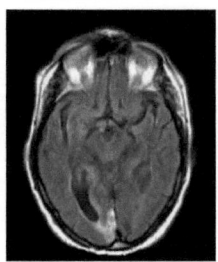

Figure 35. IRM anatomique (FLAIR) de DEM à l'inclusion

2.3.2. Examen ophtalmologique

A la visite n°1, l'acuité visuelle de DEM est de 5/10 P8 sur l'œil gauche et 8/10 P3 sur l'œil droit. L'acuité visuelle s'est améliorée progressivement au fil des 3 visites puisqu'elle est mesurée à 10/10 P2 pour l'œil droit et l'œil gauche à la dernière visite.

La figure 36 présente l'évolution du champ visuel (statique et cinétique) de DEM. A la session 1, l'étude du champ visuel statique objective une HLH gauche, sans épargne maculaire. La limite champ voyant/ champ aveugle se situe sur la ligne médiane. Lors de cette même session, le champ visuel dynamique est moins perturbé, ne retrouvant qu'un scotome dans le quadrant supérieur gauche. C'est dans ce quadrant supérieur gauche, que nous avons placés les stimuli visuels.
Lors des 2e et 3e visites, les campimétries statiques et dynamiques restent superposables.

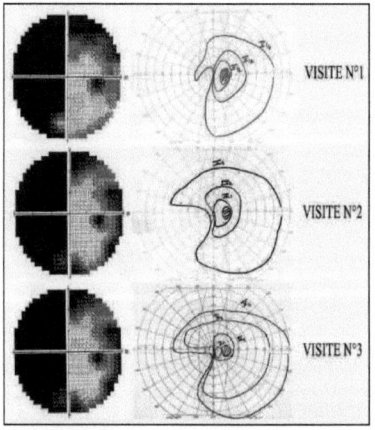

Figure 36. Champ visuel statique (à gauche) et dynamique (à droite) de DEM à la visite n°1 (haut), n°2 (milieu) et n° 3 (bas)

2.3.3. Etude psychophysique de la vision

2.3.3.1. Perception des couleurs

Les performances de DEM dans la perception des couleurs sont illustrées sur la figure 37. A la session 1, DEM présente des performances significativement plus faibles dans le champ « aveugle » par rapport au champ sain en position excentrée (95,5% vs 0,8% p<0.005) et en position centrée (92,8% vs 16% p<0.005). A la session 2, la perception des couleurs s'est significativement améliorée dans le champ atteint par rapport à la session 1, en position centrée (56%) et excentrée (39%), mais reste nettement inférieure par rapport au champ sain (96% vs 39% en position excentrée p<0.005 ; 94% vs 56% en position centrée p<0.005). A la session 3, le patient reste déficitaire dans la perception des couleurs dans le champ atteint en position centrée (97% vs 50% p<0.005) et excentrée (98% vs 24% p<0.005).

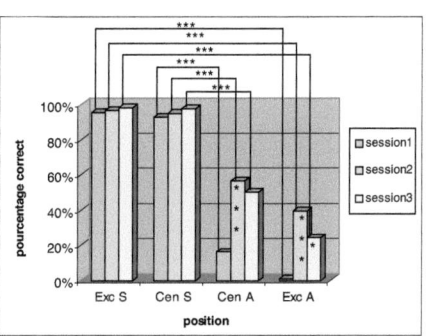

Figure 37. Performances de DEM (% réponses correctes) dans la perception des couleurs lors des 3 visites (session 1, 2,3) aux 4 positions: excentrée côté sain (Exc S), excentrée côté atteint (Exc A), centrée côté sain (Cen S) et centrée côté atteint (Cen A). Analyse statistique par le test du khideux. Les étoiles posées directement sur une barre suggèrent une différence significative avec la barre précédente.
* p<0.05 ; ** p<0.01 ; *** p<0.005

L'étude des temps de réaction de DEM en condition couleur est représentée sur la figure 38. A la session 1, les temps de réactions dans le champ atteint sont plus du double de ceux du champ sain, en position centrée (4022 ms vs 1702 ms p<0.005) et en position excentrée (4170 ms vs 1572 ms p<0.005). A la session 2, dans le champ atteint, les temps de réaction diminuent de moitié par rapport à la session 1, mais restent significativement plus long que ceux du champ sain (1830 ms vs 1250 ms p<0.005 en position centrée ; 2135 ms vs 1250 ms p<0.005 en position excentrée).

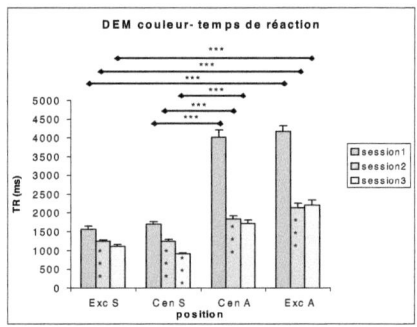

Figure 38. Moyenne des temps de réaction (en ms) et erreur type (en ms) de DEM dans la perception des couleurs lors des 3 visites (session 1, 2,3) aux 4 positions: excentrée côté sain (Exc S), excentrée côté atteint (Exc A), centrée côté sain (Cen S) et centrée côté atteint (Cen A). Analyse statistique par ANOVA avec ajustement des comparaisons multiples par le test de Bonferroni. Les étoiles posées directement sur une barre suggèrent une différence significative avec la barre précédente.
* p<0.05 ; ** p<0.01 ; *** p<0.005

A la dernière visite, les temps de réaction dans le champ atteint restent sensiblement les mêmes que ceux de la session 2 et demeurent significativement plus longs que ceux du champ sain (1711 ms vs 909 ms p<0.005 en position centrée ; 2213 ms vs 1105 ms p<0.005 en position excentrée).

2.3.3.2. *Perception du mouvement*

Les performances de DEM dans la perception du mouvement sont présentées sur la figure 39.

A la session 1, les performances dans le champ atteint sont largement inférieures à celles du champ sain (3% vs 63% p<0.005 en position centrée ; 2% vs 68% p<0.005 en position excentrée).

A la session 2, les performances dans le champ atteint se sont nettement améliorées par rapport à la précédente visite, mais restent significativement inférieures à celle du champ sain (47% vs 87% p<0.005 en position centrée ; 50% vs 91% p<0.005 en position excentrée).

A la dernière visite, les performances dans le champ atteint s'améliorent encore pour s'approcher de celles du champ sain, qui demeurent néanmoins significativement meilleure (74% vs 96% p<0.005 en position centrée ; 86% vs 96% p<0.005 en position excentrée).

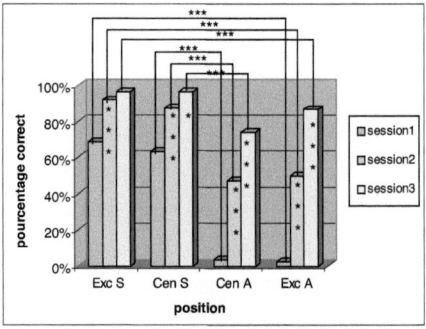

Figure 39. Performances de DEM (% réponses correctes) dans la perception du mouvement lors des 3 visites (session 1, 2,3) aux 4 positions: excentrée côté sain (Exc S), excentrée côté atteint (Exc A), centrée côté sain (Cen S) et centrée côté atteint (Cen A). Analyse statistique par le test du khideux. Les étoiles posées directement sur une barre suggèrent une différence significative avec la barre précédente. * p<0.05 ;   ** p<0.01 ; *** p<0.005

Les temps de réaction de DEM en condition mouvement sont représentés sur la figure 40.

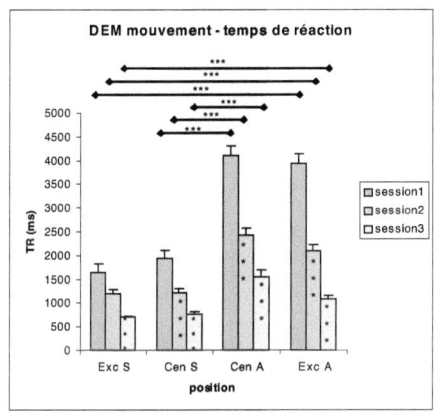

Figure 40. Moyenne des temps de réaction (en ms) et erreur type (en ms) de DEM dans la perception du mouvement lors des 3 visites (session 1, 2,3) aux 4 positions: excentrée côté sain (Exc S), excentrée côté atteint (Exc A), centrée côté sain (Cen S) et centrée côté atteint (Cen A). Analyse statistique par ANOVA avec ajustement des comparaisons multiples par le test de Bonferroni. Les étoiles posées directement sur une barre suggèrent une différence significative avec la barre précédente. * p<0.05 ; ** p<0.01 ; *** p<0.005

A la session 1, les temps de réaction dans le champ atteint sont deux fois plus longs que ceux du champ sain (4113 ms vs 1933 ms p<0.005 en position centrée ; 3935 ms vs 1641 ms p<0.005 en position excentrée).

Lors des sessions suivantes, les temps de réaction diminuent progressivement dans le champ atteint pour se rapprocher de ceux du champ sain à la session 3. Ils restent cependant significativement plus longs aux 2 positions (1555 ms vs 767 ms p<0.005 en position centrée ; 1087 ms vs 715 ms p<0.005 en position excentrée).

2.3.4. Examen électrophysiologique

2.3.4.1. Perception des couleurs

La figure 41 représente les PEV recueillis chez DEM, sur l'électrode POz, en condition couleur, lors des 3 visites.

A la 1e visite, aux 2 positions du côté sain, on recueille des réponses P1 et N1 de même latence. Les réponses P1 sont de même amplitude. L'amplitude de N1 est légèrement plus faible pour la position centrée. Du côté atteint, lors de la même visite, on recueille en position centrée et en position excentrée des réponses P1 et N1 de même latence que celles du côté sain. Les amplitudes des réponses P1 sont semblables à celles du côté sain. En revanche celles des réponses N1 sont largement inférieures, tant en position centrée, qu'en position excentrée.

A la 2e visite, on recueille aux 4 positions des réponses P1 et N1 de même latence. Il n'existe plus de différence d'amplitude de ces réponses entre le côté sain et le côté atteint, pour la position centrée et la position excentrée.

A la 3ᵉ visite, les réponses P1 et N1 recueillis ne présentent toujours aucune différence de latence entre le côté sain et le côté atteint. Les amplitudes de P1 et N1, du côté atteint, restent superposables de celles du côté sain.

On remarque l'amplitude particulièrement élevée de P1N1 du côté sain, lors de la session 1, comparativement aux sessions suivantes. Ce phénomène avait déjà été observé chez QUM. Il pourrait s'agir d'un mécanisme compensateur initial.

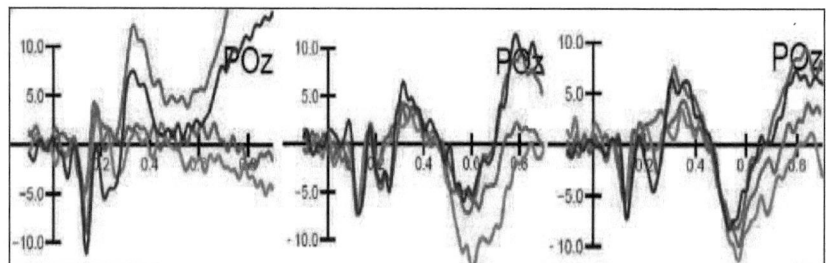

Figure 41. PEV enregistrés chez DEM, en condition couleur, sur POz, aux 4 positions : excentré sain (bleu), centré sain (rouge), centré atteint (magenta) et excentré atteint (vert). Résultats lors de la 1ᵉ visite (à gauche), la 2ᵉ visite (centre) et la 3ᵉ visite (à droite).

2.3.4.2.   Perception du mouvement

La figure 42 représente les PEV recueillis chez DEM, sur l'électrode POz, en condition couleur, lors des 3 visites.

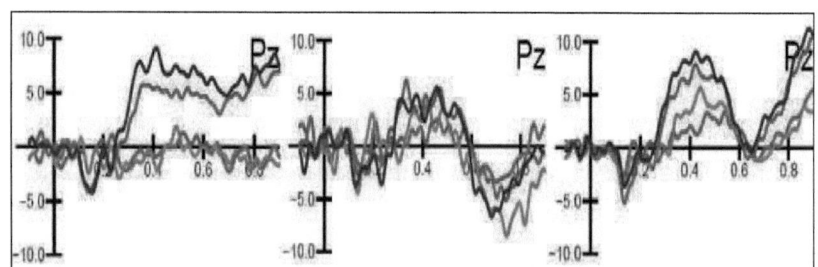

Figure 42. PEV enregistrés chez DEM, en condition mouvement, sur Pz, aux 4 positions : excentré sain (bleu), centré sain (rouge), centré atteint (magenta) et excentré atteint (vert). Résultats lors de la 1ᵉ visite (à gauche), la 2ᵉ visite (centre) et la 3ᵉ visite (à droite).

A la session 1, en condition mouvement du côté sain, on recueille aux 2 positions, des réponses P1 et N1 de même latence et de même amplitude. Du côté atteint, on recueille aux 2 positions des réponses P1 et N1. Les réponses P1 sont de même amplitude mais de latence plus longue par rapport au côté sain. Les réponses N1 sont de mêmes latences, mais ont des amplitudes inférieures à celles du côté sain.

A la 2e visite, les réponses P1 et N1 recueillies du côté atteint ont la même latence que celles du côté sain. Les amplitudes de P1 sont similaires dans le champ sain et le champ atteint. Celles de N1 sont superposables en position excentrée alors qu'elles sont légèrement plus faibles dans le champ atteint en position centrée.

A la dernière visite, les latences des réponses P1 et N1 restent identiques aux 4 positions. Les amplitudes de P1 demeurent identiques à toutes les positions. Les amplitudes de N1 sont identiques en position excentrée et restent inférieures du côté atteint, en position centrée.

2.3.5. IRM fonctionnelle

2.3.5.1. Perception des couleurs

La présentation des stimuli colorés dans le champ « voyant » droit (figure 43) provoque des activations cérébrales dans l'hémisphère gauche.

Pour le contraste couleur vs repos, on retrouve une large activation du cortex visuel sain gauche, intéressant V1, V2, V3, V4 et V5 ($p<0.01$). On n'observe aucune activation dans le cortex visuel lésé. En contraste couleur vs gris, on retrouve une petite activation unique de V4 ipsi-lésionnel ($p<0.05$).

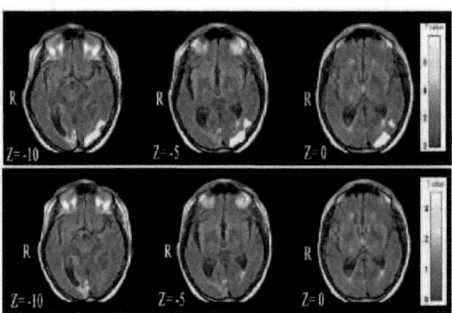

Figure 43. IRMf de DEM en condition couleur du côté sain. En haut, couleur vs repos ($p<0.01$). En bas couleur vs gris ($p<0.05$).

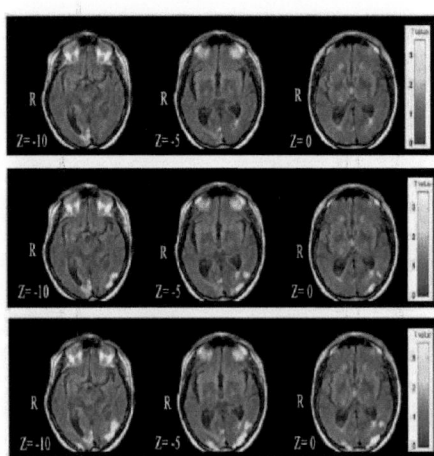

Figure 44. IRMf de DEM en condition couleur, du côté atteint. Contraste couleur vs repos à la visite n°1 (haut), la visite n°2 (centre) et la visite n°3 (bas). $p<0.05$.

Pour les présentations dans le champ atteint, en contraste couleur vs repos (figure 44), il n'existe aucune activation cérébrale à la session 1. A la session 2, on ne retrouve toujours aucune activation dans le cortex visuel lésé. En revanche, on observe une large activation du cortex visuel contro-lésionnel intéressant V1, V2, V3, V4 et V5. A la session 3, on retrouve la même activation du cortex visuel contro-lésionnel V1, V2, V3, V4 et V5. Mais, désormais il existe une activation du cortex visuel ipsi-lésionnel, au niveau de V1 (en bordure de la lésion), V2, V3 et V4.

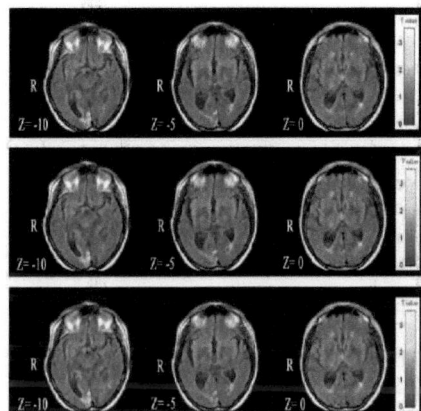

Figure 45. IRMf de DEM en condition couleur, du côté atteint. Contraste couleur vs gris à la visite n°1 (haut), la visite n°2 (centre) et la visite n°3 (bas). p<0.05.

En contraste spécifique couleur vs gris dans le champ atteint (figure 45), on ne retrouve aucune activation cérébrale, tant dans l'hémisphère sain que l'hémisphère lésé, lors des 2 premières sessions.

À la session 3, on voit apparaître une activation de V2/V3 ipsi-lésionnelle et de V4 bilatérale, prédominant du côté contro-lésionnel.

Il existe donc une participation de l'hémisphère sain dans le traitement spécifique de la perception des couleurs.

2.3.5.2. Perception du mouvement

La présentation de stimuli en mouvement dans le champ sain droit (figure 46) entraine, en contraste mouvement vs repos une large activation du cortex visuel contro-lésionnel au niveau de V1, V2, V3, V4 et V5. Dans le cortex visuel ipsi-lésionnel, on observe également des activations cérébrales moins étendues, intéressant V2, V3 et V5.

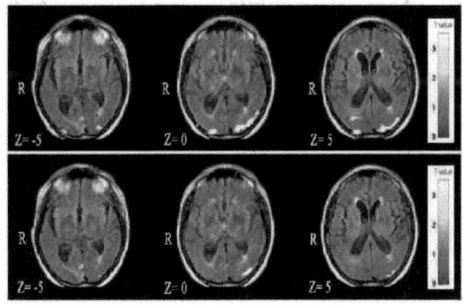

Figure 46. IRMf de DEM en condition mouvement du côté sain. En haut, mouvement vs repos (p<0.05). En bas mouvement vs statique (p<0.05).

En contraste mouvement vs statique, on retrouve une activation spécifique de V5 contro-lésionnel, illustrant le rôle de V5 dans le traitement perceptif du mouvement.

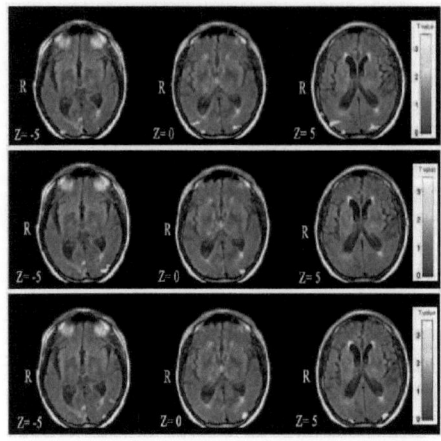

Figure 47. IRMf de DEM en condition mouvement, du côté atteint. Contraste mouvement vs repos à la visite n°1 (haut), la visite n°2 (centre) et la visite n°3 (bas). p<0.05.

Dans le champ atteint, l'analyse du contraste mouvement vs repos (figure 47) met en évidence, à la session 1, des activations bilatérales de V2, V3 et V5. A la session 2, il n'existe plus d'activation dans le cortex visuel ipsi-lésionnel. On retrouve une activation unique de V5 contro-lésionnel.
A la session 3, on observe une activation de V2/V3 contro-lésionnel et de V5 bilatérale.

En contraste spécifique mouvement vs statique (figure 48), alors qu'il n'existe aucune activation cérébrale lors des 2 premières visites, on voit apparaître à la session 3 une activation unique, spécifique de V5 ipsi-lésionnel. Cette activation est superposable à celle observée dans l'hémisphère sain, dans le même contraste pour les présentations dans le champ « voyant ».

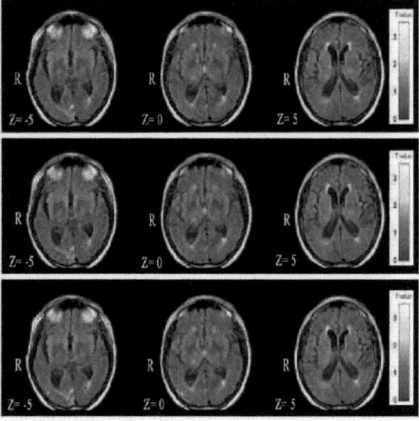

Figure 48. IRMf de DEM en condition mouvement, du côté atteint. Contraste mouvement vs statique à la visite n°1 (haut), la visite n°2 (centre) et la visite n°3 (bas). p<0.05.

2.3.6. Examen neurologique

L'examen neurologique réalisé à l'inclusion met en évidence une HLH gauche isolée. Le score NIHSS est de 1/42. Lors des 3 visites, l'examen clinique reste inchangé.

2.3.7. Synthèse

DEM présente donc un déficit visuel de l'hémichamp gauche, initialement global (couleur et mouvement) et sévère. Ce déficit est du à un infarctus étendu de l'ACP droite, lésant une large partie de V1, surtout sur la berge ventrale de la scissure calcarine. La lésion s'étend essentiellement vers le pole temporal interne, touchant donc la voie ventrale.

Ce profil lésionnel prédominant sur la voie ventrale (impliquée dans la perception des couleurs) explique peut-être l'évolution du déficit visuel du patient. En effet, alors que la récupération de la perception du mouvement est bonne au fil des 3 visites, celle des couleurs, malgré une amélioration très nette, reste incomplète.

Il existe des corrélats électrophysiologiques et métaboliques au déficit et à sa récupération.

En effet, à la phase aigue, lorsque le patient présente un déficit global sévère, on met en évidence, en PEV, des réponses P1N1 anormaux, d'amplitude diminuée tant en condition couleur qu'en condition mouvement. En IRM, on retrouve des activations cérébrales absentes (couleur) ou anormalement faible et incomplète (mouvement).

Durant l'évolution, les PEV se normalisent presque totalement (y compris pour la perception des couleurs, qui reste déficitaire).

L'apport de l'IRM est intéressant dans l'approche des mécanismes de la récupération fonctionnelle. En effet, comme chez les 2 premiers patients, on retrouve chez DEM, tant en condition couleur qu'en condition mouvement, une participation plus ou moins transitoire de l'hémisphère contro-lésionnel dans le traitement perceptif du champ atteint. Ces activations ne peuvent s'expliquer par la croix de fixation centrale puisqu'elles sont retrouvées également en contraste spécifique.

Par ailleurs, contrairement aux 2 précédents patients, on met en évidence, en condition couleur, une petite activation de V1 ipsi-lésionnel, en bordure de l'infarctus, à la dernière visite. Cette activation est primordiale puisqu'elle va à l'encontre de la théorie explicative des afférences sous corticales directes sur les aires extra-striées, réalisant un bypass de V1 (Zeki et Ffytche 1998[43] ; Barbur et al 1993[42] ; Goeble et al 2001[44] ; Schoenfeld et al 2002[45]).

Ces résultats plaident davantage en faveur de la théorie d'une récupération fonctionnelle de la vision, à partir d'îlots préservés de V1 (Fendrich et al 1992 [54] ; Scharli et al 1999[55] ; Morland et al 2004[56] ; Kaas et al 1992[57]).

2.4. PATIENT N°4 : BOA

2.4.1. Caractéristiques

BOA est un homme de 74 ans, droitier, ayant présenté un déficit visuel de l'hémi-champ droit en rapport avec un infarctus de l'ACP gauche. A la visite d'inclusion réalisée à J4, le patient présente une HLH droite isolée. Le score NIHSS est à 1/42.

L'IRM encéphalique (figure 49) met en évidence un infarctus de l'ACP gauche touchant V1v, V2v, V3v, V4 et s'étendant vers le cortex temporal interne. Le patient n'a pas complètement terminé l'étude puisqu'il n'a réalisé que l'IRM fonctionnelle lors de la 3ᵉ visite.

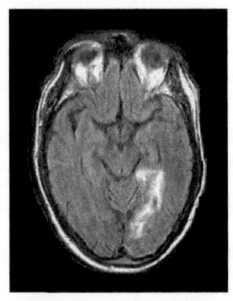

Figure 49. IRM anatomique (FLAIR) de BOA à l'inclusion

2.4.2. Examen ophtalmologique

L'acuité visuelle de BOA est, à la session 1, de 2,5/10 P3 à droite et 10/10 P2 à gauche. A la session 2, elle est de 4/10 P3 à droite et 10/10 P2 à gauche.

L'étude campimétrique est présentée sur la figure 50. A la session 1, on retrouve sur le champ visuel statique une HLH droite, sans épargne maculaire, dont la limite interne est sur la ligne médiane. Le déficit est plus marqué dans le quadrant supérieur droit. Le champ visuel dynamique objective un déficit

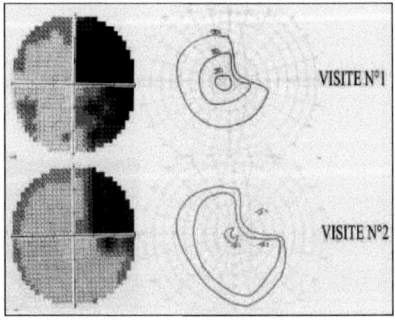

Figure 50. Champ visuel statique (à gauche) et dynamique (à droite) de BOA à la visite n°1 (haut) et n°2 (bas).

intéressant uniquement le quadrant supérieur droit. Les stimuli visuels ont été placés dans ce quadrant supérieur droit. A la session 2, le scotome a régressé en campimétrie statique, plus particulièrement dans le quadrant inférieur droit et dans sa limite interne. En campimétrie dynamique, le scotome est stable.

2.4.3. Etude psychophysique de la vision

2.4.3.1. Perception des couleurs

Les performances de BOA dans la perception des couleurs sont présentées sur la figure 51. A la session 1, en condition couleur, le patient a eu des difficultés de mémorisation de la tâche, si bien que les performances sont médiocres. Néanmoins, il existe une différence significative entre le champ atteint et le champ sain en position centrée (19% vs 56% p<0.005) et en position excentrée (0,6% vs 54% p<0.005).

A la session 2, la réalisation de la tâche est bonne. Les performances se sont nettement améliorées dans le champ sain, mais

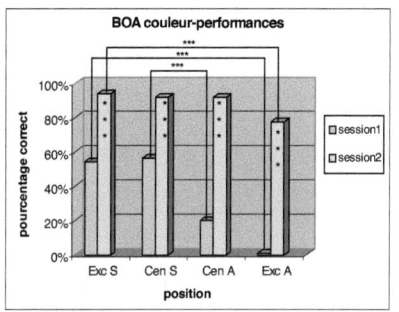

Figure 51. Performances de BOA (% réponses correctes) dans la perception des couleurs lors des 3 visites (session 1, 2,3) aux 4 positions: excentrée côté sain (Exc S), excentrée côté atteint (Exc A), centrée côté sain (Cen S) et centrée côté atteint (Cen A). Analyse statistique par le test du khideux. Les étoiles posées directement sur une barre suggèrent une différence significative avec la barre précédente. * p<0.05 ; ** p<0.01 ; *** p<0.005

également dans le champ atteint en position centrée (91% vs 19% p<0.005) et en position excentrée (77% vs 0,8% p<0.005). Ainsi, il n'existe plus, en position centrée, de différence entre champ atteint et champ sain (91% vs 91% ns). En position excentrée, les performances restent inférieures dans le champ atteint par rapport au champ sain (77% vs 93% p<0.005).

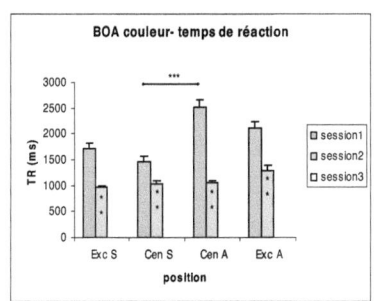

Figure 52. Moyenne des temps de réaction (en ms) et erreur type (en ms) de BOA dans la perception des couleurs lors des 3 visites (session 1, 2,3) aux 4 positions: excentrée côté sain (Exc S), excentrée côté atteint (ExcA), centrée côté sain (Cen S) et centrée côté atteint (Cen A). Analyse statistique par ANOVA avec ajustement des comparaisons multiples par le test de Bonferroni. Les étoiles posées directement sur une barre suggèrent une différence significative avec la barre précédente.
* p<0.05 ; ** p<0.01 ; *** p<0.005

L'étude des temps de réaction de BOA pour la perception des couleurs (figure 52) révèle, à la session 1, des temps de réaction plus longs dans le champ atteint par rapport au champ sain (2509 ms vs 1466 ms p<0.005 en position centrée ; 2112 ms vs 1713 ms ns en position excentrée). A la session 2, les temps de réaction s'améliorent dans le champ sain, mais surtout dans le champ atteint, si bien qu'il n'existe plus de différence avec le champ sain en position centrée (1047 ms vs 1027 ms ns) et en position excentrée (1291 ms vs 971 ms ns).

2.4.3.2. Perception du mouvement

Les performances de BOA pour la perception du mouvement sont présentées sur la figure 53.

A la session 1, les performances sont plus faibles dans le champ atteint en position centrée (76% vs 91% p<0.005) et en position excentrée (70% vs 91% p<0.005). A la session 2, les performances dans le champ atteint s'améliorent significativement, si bien qu'il n'existe plus de différence entre le champ atteint et le champ sain en position centrée (99% vs 99% ns) et en position excentrée (95% vs 98% ns).

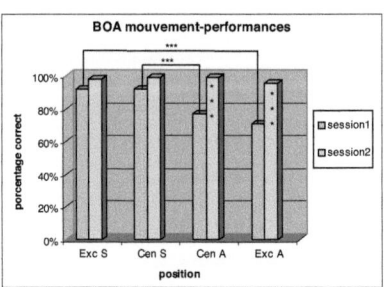

Figure 53 . Performances de BOA (% réponses correctes) dans la perception du mouvement lors des 3 visites (session 1, 2,3) aux 4 positions: excentrée côté sain (Exc S), excentrée côté atteint (Exc A), centrée côté sain (Cen S) et centrée côté atteint (Cen A). Analyse statistique par le test du khideux. Les étoiles posées directement sur une barre suggèrent une différence significative avec la barre précédente.
* p<0.05 ; ** p<0.01 ; *** p<0.005

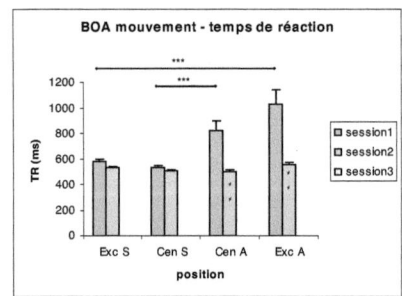

Figure 54 . Moyenne des temps de réaction (en ms) et erreur type (en ms) de BOA dans la perception du mouvement lors des 3 visites (session 1, 2,3) aux 4 positions: excentrée côté sain (Exc S), excentrée côté atteint (Exc A), centrée côté sain (Cen S) et centrée côté atteint (Cen A). Analyse statistique par ANOVA avec ajustement des comparaisons multiples par le test de Bonferroni. Les étoiles posées directement sur une barre suggèrent une différence significative avec la barre précédente. * p<0.05 ; ** p<0.01 ; *** p<0.005

L'étude des temps de réaction de BOA pour la perception du mouvement est illustrée sur la figure 54.

A la session 1, les temps de réaction sont plus longs dans le champ atteint, en position centrée (825 ms vs 534 ms p<0.005) et en position excentrée (1026 ms vs 575 ms p<0.005). A la session 2, les temps de réaction se raccourcissent significativement dans le champ atteint et il n'existe plus de différence avec le champ sain (497 ms vs 506 ms ns en position centrée ; 551 ms vs 526 ms ns en position excentrée).

2.4.4. Examen électrophysiologique

2.4.4.1. Perception des couleurs

La figure 55 représente les PEV recueillis chez BOA, sur l'électrode POz, en condition couleur, lors des 2 premières visites.

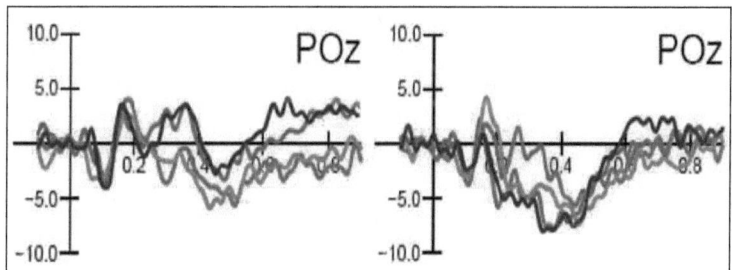

Figure 55. PEV enregistrés chez BOA, en condition couleur, sur POz, aux 4 positions : excentré sain (bleu), centré sain (rouge), centré atteint (magenta) et excentré atteint (vert). Résultats lors de la 1e visite (à gauche) et la 2e visite (à droite).

A la session 1, pour les 2 positions du côté sain, on recueille des réponses P1 et N1 de mêmes latences et de mêmes amplitudes. Pour le champ atteint, on retrouve, en position centrée, un complexe P1N1 de même latence et de même amplitude que celui du champ sain. En revanche, en position excentrée, il n'existe pas de composante P1 et la composante N1 est moins ample par rapport au champ sain. Sa latence est identique.

A la session 2, on recueille, pour le champ sain, des réponses P1 et N1 de mêmes latences et de mêmes amplitudes en position centrée et en position excentrée. Comme chez QUM et DEM, on remarque des composantes P1 et N1 particulièrement amples du côté sain à la session 1.

Pour le champ atteint, on recueille désormais, en position centrée et en position excentrée, des réponses P1 et N1 de mêmes latences et de mêmes amplitudes que leurs homologues du champ sain. Le complexe P1N1 de la position excentrée s'est ainsi normalisé.

2.4.4.2. *Perception du mouvement*

La figure 56 représente les PEV recueillis chez BOA, sur l'électrode POz, en condition mouvement, lors des 2 premières visites.

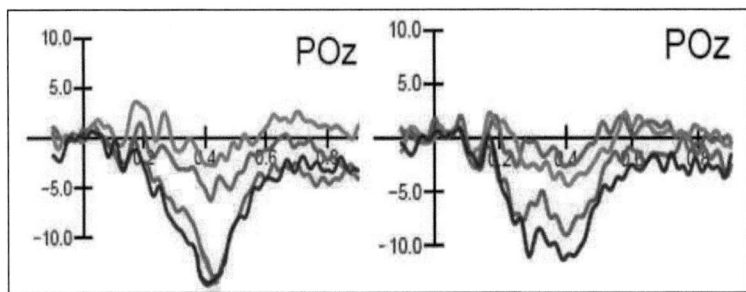

Figure 56. PEV enregistrés chez BOA, en condition mouvement, sur POz, aux 4 positions : excentré sain (bleu), centré sain (rouge), centré atteint (magenta) et excentré atteint (vert). Résultats lors de la 1e visite (à gauche) et la 2e visite (à droite).

A la session 1, on recueille aux 2 positions du champ sain des réponses P1 et N1 de mêmes latences et de mêmes amplitudes. Dans le champ atteint, on retrouve, en position centrée, des composantes P1 et N1 de mêmes latences et de mêmes amplitudes qu'en position centrée du côté sain. En revanche, en position excentrée, on ne recueille aucune composante P1 et la réponse N1 est moins ample qu'en position excentrée du côté sain. La latence est identique.

A la session 2, il existe, comme à la session 1, des complexes P1N1 de mêmes latences et de mêmes amplitudes aux 2 positions du champ sain. Dans le champ atteint, on recueille à cette visite des composantes P1 et N1 en position centrée et en position excentrée. Leurs latences et leurs amplitudes sont similaires à celles du côté sain.

2.4.5. IRM fonctionnelle

2.4.5.1. Perception des couleurs

La présentation de stimuli colorés dans le champ « voyant » gauche (figure 57), entraine, en contraste couleur vs repos, des activations bilatérale du cortex visuel au niveau de V1, V2, V3, V4 et V5. En contraste couleur vs gris, on met en évidence une activation unique de V4 contro-lésionnel.

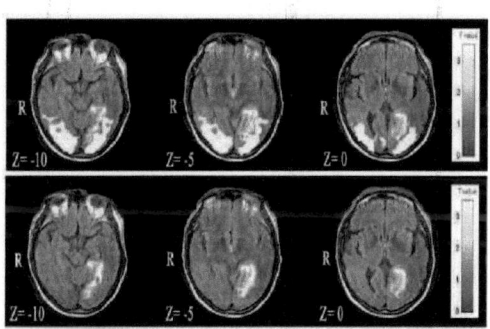

Figure 57. IRMf de BOA en condition couleur du côté sain. En haut, couleur vs repos (p<0.05). En bas couleur vs gris (p<0.05).

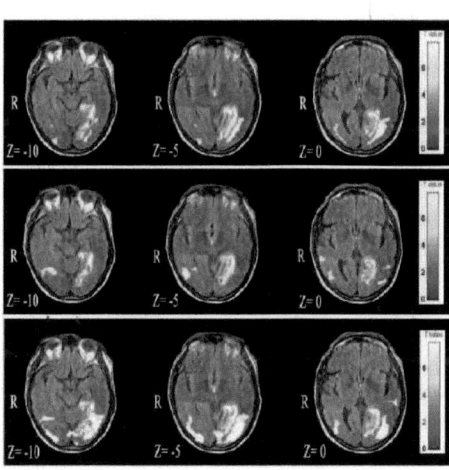

Figure 58. . IRMf de BOA en condition couleur, du côté atteint. Contraste couleur vs repos à la visite n°1 (haut), la visite n°2 (centre) et la visite n°3 (bas). p<0.01.

En contraste couleur vs repos dans le champ atteint (figure 58), on retrouve, dès la session 1, des activations de V1 ipsi-lésionnel et de l'ensemble du cortex extra-strié bilatéral, prédominant sur le cortex ipsi-lésionnel.

A la session 2, on observe une activation bilatérale de V4 et V5, sans activation de V1. L'activation de V4 ipsi-lésionnel est située en bordure de la lésion.

A la session 3, on retrouve une large activation de V1 ipsi-lésionnel et de l'ensemble du cortex extra-strié bilatéral.

En contraste couleur vs gris dans le champ « aveugle » (figure 59), il n'existe, à la session 1, aucune activation cérébrale.

A la session 2, on retrouve une discrète activation, unique, située dans le gyrus fusiforme gauche, en bordure de la lésion, correspondant à V4.

A la dernière visite, on ne retrouve plus d'activation.

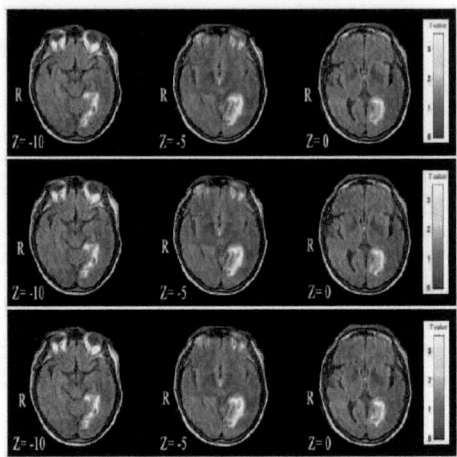

Figure 59. IRMf de BOA en condition couleur, du côté atteint. Contraste couleur vs gris à la visite n°1 (haut), la visite n°2 (centre) et la visite n°3 (bas). p<0.05.

2.4.5.2. Perception du mouvement

La présentation de stimuli en mouvement dans le champ sain gauche (figure 60) engendre, en condition mouvement vs repos, des activations de V1, V2, V3, V4 et V5 contro-lésionnels et de V2, V3 et V5 ipsi-lésionnels.

En contraste mouvement vs statique, on retrouve une activation bilatérale de V5, prédominant à droite.

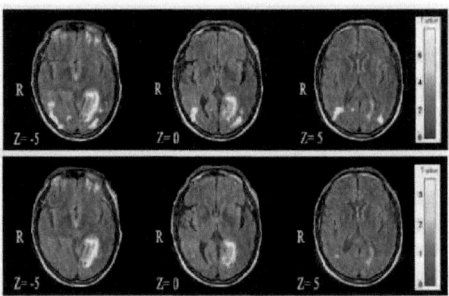

Figure 60. IRMf de BOA en condition mouvement du côté sain. En haut, mouvement vs repos (p<0.01). En bas mouvement vs gris (p<0.05).

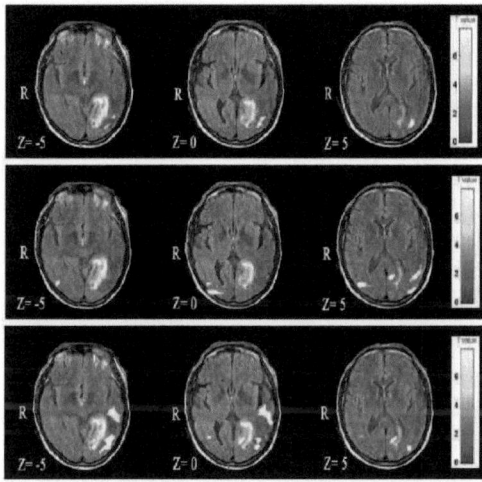

Figure 61. IRMf de BOA en condition mouvement, du côté atteint. Contraste mouvement vs repos à la visite n°1 (haut), la visite n°2 (centre) et la visite n°3 (bas). p<0.01.

En contraste mouvement vs repos dans le champ atteint (figure 61), on met en évidence, à la session 1, une activation isolée de V5 ipsi-lésionnel, sans activation de V1.

A la session 2, on retrouve une activation de V4 et V5 ipsi-lésionnels et de V5 contro-lésionnel.

A la session 3, on observe les mêmes activations qu'à la session 2, avec une activation bilatérale de V5, prédominant du côté ipsi-lésionnel, et de V4 ipsi-lésionnel.

En contraste mouvement vs statique dans le champ atteint (figure 62), on ne retrouve aucune activation spécifique à la session 1.

A la session 2, on observe une activation bilatérale de V5, prédominant nettement du côté ipsi-lésionnel.

A la session 3, il n'existe plus d'activation contro-lésionnelle, mais on observe une activation de V4 et V5 ipsi-lésionnels.

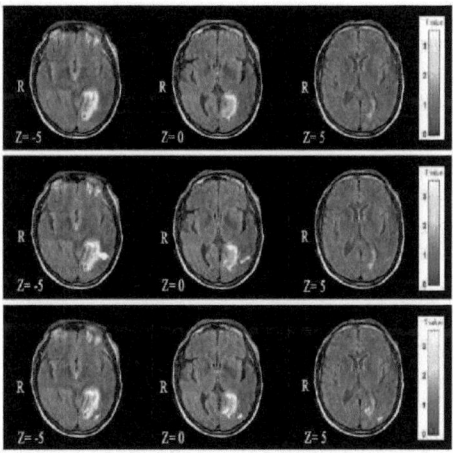

Figure 62. IRMf de BOA en condition mouvement, du côté atteint. Contraste mouvement vs statique à la visite n°1 (haut), la visite n°2 (centre) et la visite n°3 (bas). p<0.05.

2.4.6. Examen neurologique

L'examen neurologique réalisé à l'inclusion met en évidence une **HLH** droite isolée. Le score NIHSS est de 1/42. Lors des 2 visites réalisées par le patient, l'examen clinique est resté inchangé.

2.4.7. Synthèse

BOA a présenté un infarctus de l'ACP gauche, lésant V1 essentiellement dans sa portion ventrale et s'étendant vers le cortex temporal interne. Ainsi, il existe une atteinte préférentielle de la voie ventrale, expliquant la dissociation visuelle présentée initialement par le patient. En effet, BOA présente un déficit sévère de la perception des couleurs alors que celui du mouvement est très modéré (syndrome de Riddoch). A 1 mois, il existe une amélioration notable puisque le déficit dans la perception du mouvement a totalement régressé et que la perception des couleurs s'est considérablement améliorée, si bien qu'il ne persiste qu'un discret déficit, uniquement en position excentrée.

Les corrélats électrophysiologiques au déficit et son amélioration se traduisent, pour les 2 conditions par l'absence de composante P1 et une diminution d'amplitude de N1 en position excentrée, à la session 1, puis une normalisation de ce complexe P1N1 à la session 2.

En IRMf, il existe dès la session 1, des activations cérébrales ipsi-lésionnelles. On ne met pas en évidence de phase de sidération initiale, mais les activations sont peu étendues et peu intenses à la session 1.

Comme chez DEM, on met en évidence chez BOA, en condition couleur, une activation d'une partie préservée de V1 ipsi-lésionnel, en bordure de l'infarctus. Cette activation appuie l'hypothèse d'une récupération fonctionnelle à partir de cette zone épargnée de V1 (Fendrich et al 1992 [54] ; Scharli et al 1999[55] ; Morland et al 2004[56] ; Kaas et al 1992[57]).

L'implication de l'hémisphère sain est une fois de plus illustrée, chez BOA, par l'activation transitoire (à la session 2) de V5 contro-lésionnel, en condition mouvement.

Par ailleurs, en condition mouvement, on met en évidence, à la session 3, une activation spécifique de V5 ipsi-lésionnel (attendue), mais également de V4 ipsi-lésionnel (inattendue). Cette activation « anormale » de V4 ipsi-lésionnel associée l'activation « normale » de V5 ipsi-lésionnel peut s'expliquer par une connectivité accrue de ces 2 aires, au sein de l'hémisphère lésé (Schoenfeld et al 2002[45]).

2.5. PATIENT N°5 : PEH

2.5.1. Caractéristiques

PEH est un homme de 64 ans, droitier, ayant présenté un infarctus superficiel de l'ACP droite, responsable d'une QLH supérieure gauche. A la visite d'inclusion, réalisée à J28, on retrouve, à l'examen clinique une QLH supérieure gauche isolée. Le score NIHSS est de 1/42.
L'IRM anatomique (figure 63) objective un infarctus superficiel de l'ACP droite, intéressant la berge ventrale de la scissure calcarine (V1v), V2v et V3v. les aires V4 et V5 sont épargnées.
Le patient a réalisé l'ensemble des visites de l'étude.

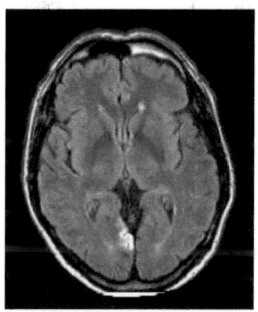

Figure 63. IRM anatomique (séquence FLAIR) de PEH à l'inclusion

2.5.2. Examen ophtalmologique

A la session 1, l'acuité visuelle de PEH est de 9/10 P2 sur l'œil gauche et 6/10 P1.5 sur l'œil droit (le patient présente une myopie corrigée). L'acuité visuelle est restée stable lors des 3 visites.
La figure 64 présente l'évolution du champ visuel (statique et cinétique) de PEH. A la session 1, l'étude du champ visuel statique retrouve une QLH supérieure gauche, avec épargne maculaire. La limite champ voyant/ champ aveugle se situe sur la ligne médiane. La campimétrie dynamique objective une QLH supérieure gauche partielle, dont la limite interne se situe sur la ligne médiane. C'est

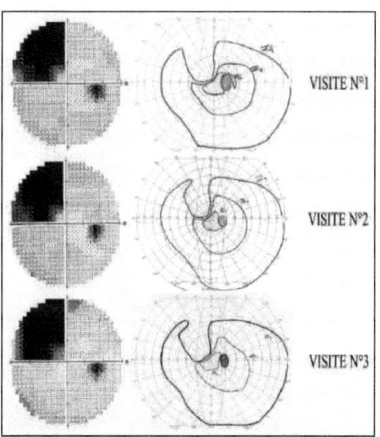

Figure 64. Champ visuel statique (à gauche) et dynamique (à droite) de PEH à la visite n°1 (haut), n°2 (milieu) et n° 3 (bas)

dans ce quadrant supérieur gauche, que nous avons placés les stimuli visuels.
Lors des 2e et 3e visites, les campimétries statiques et dynamiques restent superposables.

2.5.3. Etude psychophysique de la vision

2.5.3.1. Perception des couleurs

Les performances de PEH pour la perception des couleurs sont illustrées par la figure 65.

A la session 1, les performances sont effondrées dans le champ atteint par rapport au champ sain, en position centrée (33% vs 94% p<0.005) et excentrée (16% vs 91% p<0.005).

A la session 2, les performances s'améliorent significativement dans le champ atteint mais restent largement inférieures à celle du champ sain (49% vs 100% p<0.005 en position excentrée ; 33% vs 97% p<0.005 en position excentrée).

A la session 3, l'amélioration des performances dans le champ atteint est encore plus nette, si bien qu'il n'existe plus de différence significative entre le champ atteint et le champ sain (97% vs 89% en position centrée ; 100% vs 100% en position excentrée).

Les temps de réaction de PEH pour la perception des couleurs sont présentés sur la figure 66. A la session 1, les temps de réaction, dans le champ atteint, sont deux fois plus longs que ceux du champ sain (2248 ms vs 1092 ms p<0.005 en

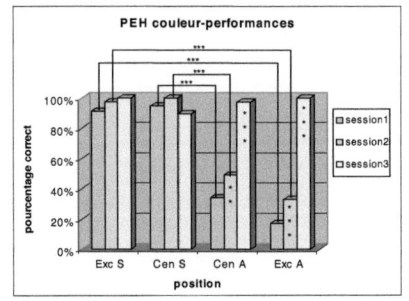

Figure 65. Performances de PEH (% réponses correctes) dans la perception des couleurs lors des 3 visites (session 1, 2,3) aux 4 positions: excentrée côté sain (Exc S), excentrée côté atteint (Exc A), centrée côté sain (Cen S) et centrée côté atteint (Cen A). Analyse statistique par le test du khideux. Les étoiles posées directement sur une barre suggèrent une différence significative avec la barre précédente. * p<0.05 ; ** p<0.01 ; *** p<0.005

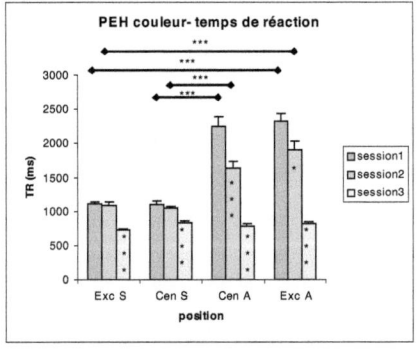

Figure 66. Moyenne des temps de réaction (en ms) et erreur type (en ms) de PEH dans la perception des couleurs lors des 3 visites (session 1, 2,3) aux 4 positions: excentrée côté sain (Exc S), excentrée côté atteint (Exc A), centrée côté sain (Cen S) et centrée côté atteint (Cen A). Analyse statistique par ANOVA avec ajustement des comparaisons multiples par le test de Bonferroni. Les étoiles posées directement sur une barre suggèrent une différence significative avec la barre précédente.
* p<0.05 ; ** p<0.01 ; *** p<0.005

position centrée ; 2323 ms vs 1110 ms p<0.005 en position excentrée).
Lors de la 2e visite, les temps de réaction s'améliorent dans le champ atteint, mais restent significativement plus longs que ceux du champ sain (1638 ms vs 1041 ms p<0.005 en position centrée ; 1903 ms vs 1086 ms p<0.005 en position excentrée).

A la session 3, les temps de réaction sont encore meilleurs dans le champ atteint et deviennent comparables à ceux du champ sain (776 ms vs 830 ms ns en position centrée ; 813 ms vs 726 ms ns en position excentrée).

2.5.3.2. Perception du mouvement

Les performances de PEH dans la perception du mouvement sont représentées par la figure 67.

A la session 1, la discrimination du sens du mouvement est médiocre dans le champ atteint, tant en position centrée (8% vs 95% p<0.005), qu'en position excentrée (0% vs 99% p<0.005).

A la 2e visite, même si les performances s'améliorent dans le champ atteint, elles restent largement inférieures à celles du champ sain (33% vs 99% p<0.005 en position centrée ; 7% vs 100% p<0.005 en position excentrée).

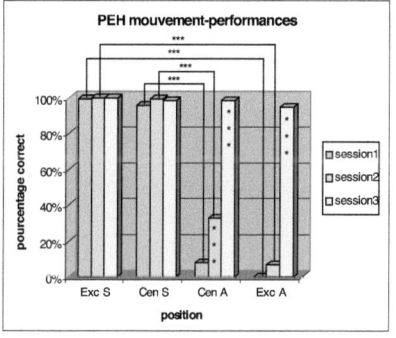

Figure 67. Performances de PEH (% réponses correctes) dans la perception du mouvement lors des 3 visites (session 1, 2,3) aux 4 positions: excentrée côté sain (Exc S), excentrée côté atteint (Exc A), centrée côté sain (Cen S) et centrée côté atteint (Cen A). Analyse statistique par le test du khideux. Les étoiles posées directement sur une barre suggèrent une différence significative avec la barre précédente. * p<0.05 ; ** p<0.01 ; *** p<0.005

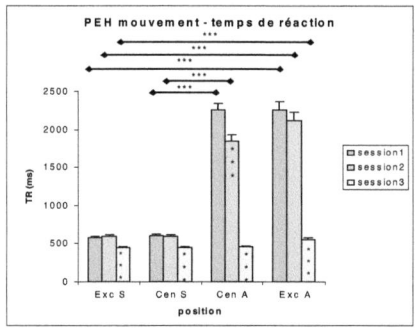

Figure 68. Moyenne des temps de réaction (en ms) et erreur type (en ms) de PEH dans la perception du mouvement lors des 3 visites (session 1, 2,3) aux 4 positions: excentrée côté sain (Exc S), excentrée côté atteint (Exc A), centrée côté sain (Cen S) et centrée côté atteint (Cen A). Analyse statistique par ANOVA avec ajustement des comparaisons multiples par le test de Bonferroni. Les étoiles posées directement sur une barre suggèrent une différence significative avec la barre précédente. * p<0.05 ; ** p<0.01 ; *** p<0.005

Lors de la dernière visite, la progression des performances dans le champ atteint s'accentue et l'on observe des performances similaires entre le champ atteint et le champ sain (98% vs 98% en position centrée ; 94% vs 100% en position excentrée).

Les temps de réaction de PEH dans la perception du mouvement sont illustrés par la figure 68.

A la session 1, les temps de réaction réalisés dans le champ atteint sont près de

87

quatre fois plus longs que ceux du champ sain (2253 ms vs 604 ms p<0.005 en position centrée ; 2258 ms vs 576 ms p<0.005 en position excentrée).

A la session 2, les temps de réaction du champ atteint sont meilleurs mais restent très largement supérieurs à ceux du champ sain (1851 ms vs 600 ms p<0.005 en position centrée ; 2115 ms vs 599 ms p<0.005 en position excentrée).

Lors de la dernière visite, les temps de réaction dans le champ atteint diminuent plus nettement. Il n'existe alors plus de différence significative entre le champ atteint et le champ sain en position excentrée (456 ms vs 447 ms ns). En position excentrée il existe une différence faible mais significative (553 ms vs 451 ms p<0.005).

2.5.4. Examen électrophysiologique

2.5.4.1. Perception des couleurs

La figure 69 représente les PEV recueillis chez PEH, sur l'électrode Oz, en condition couleur, lors des 3 visites.

A la session 1, en condition couleur, on recueille pour les 2 positions du champ sain des réponses N1 de même latence et de même amplitude. On ne retrouve pas de composante P1. Du côté atteint, il n'existe aucune réponse P1 ou N1 en position centrée et en position excentrée.

A la session 2, on observe, pour le champ sain, une composante P1 de faible amplitude et de même latence aux positions centrée et excentrée. La composante N1 présente une latence identique mais une amplitude plus grande en position centrée par rapport à la position excentrée.
Du côté atteint, on ne recueille toujours aucune composante P1 ou N1.

A la dernière visite, on retrouve toujours, du côté sain, un complexe P1N1 de même latence aux 2 positions, avec une amplitude plus élevée en position centrée. Du côté atteint, on voit apparaître, pour les 2 positions, des composantes N1 de grande amplitude et de même latence, et des composantes P1 de même latence et de plus grande amplitude en position centrée. Par rapport au champ sain, ces complexes P1N1 ont une latence plus longue, leur composante P1 est de plus grande amplitude et leur composante N1 est de plus faible amplitude.

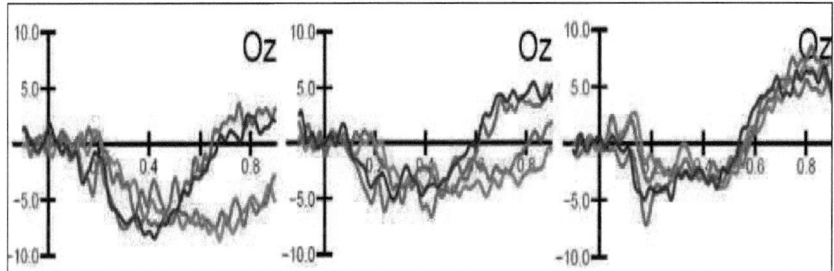

Figure 69. PEV enregistrés chez PEH, en condition couleur, sur Oz, aux 4 positions : excentré sain (bleu), centré sain (rouge), centré atteint (magenta) et excentré atteint (vert). Résultats lors de la 1ᵉ visite (à gauche), la 2ᵉ visite (centre) et la 3ᵉ visite (à droite).

2.5.4.2. Perception du mouvement

La figure 70 représente les PEV recueillis chez PEH, sur l'électrode Oz, en condition mouvement, lors des 3 visites.

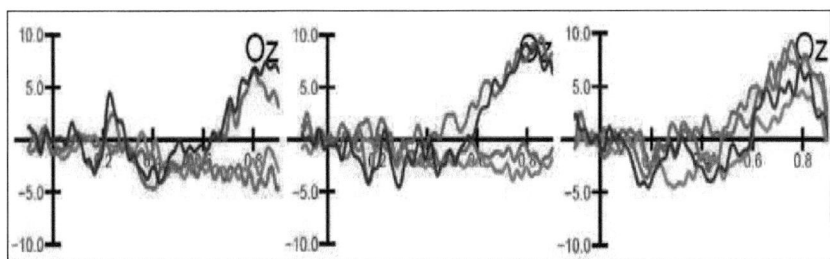

Figure 70. PEV enregistrés chez PEH, en condition mouvement, sur Oz, aux 4 positions : excentré sain (bleu), centré sain (rouge), centré atteint (magenta) et excentré atteint (vert). Résultats lors de la 1ᵉ visite (à gauche), la 2ᵉ visite (centre) et la 3ᵉ visite (à droite).

A la 1ᵉ visite, en condition mouvement, du côté sain, on recueille des réponses P1 et N1 de même latence en position centrée et en position excentrée. La composante P1 est plus ample en position excentrée. La composante N1 a la même amplitude aux 2 positions. Pour le champ « aveugle », il n'existe aucune réponse P1 ou N1, tant en position centrée qu'en position excentrée.

A la session 2, les tracés sont plus artéfactés, mais on retrouve, pour le champ sain, des réponses N1 de même latence et de même amplitude aux 2 positions. On ne retrouve, en revanche, une réponse P1 qu'en position centrée. Pour le champ atteint, on ne retrouve toujours aucune réponse P1 ou N1 en position centrée et en position excentrée.

A la session 3, les réponses P1 et N1 recueillies, pour le champ sain, ont la même latence. Leur composante P1 est légèrement plus ample en position centrée. Leur composante N1 est plus ample en position excentrée. Pour le champ atteint, on voit apparaître un complexe P1N1 de latence allongée et d'amplitude plus faible par rapport au champ « voyant ». Les composantes P1 et N1 du champ atteint sont de même latence et de même amplitude pour les 2 positions.

2.5.5. IRM fonctionnelle

2.5.5.1. Perception des couleurs

La présentation de stimuli colorés dans le champ « voyant » droit (figure 71) engendre, en contraste couleur vs repos, une activation de V1 contro-lésionnel et une large activation bilatérale de l'ensemble du cortex visuel extra-strié.

En contraste couleur vs gris, on retrouve une activation unique, spécifique, située dans le gyrus fusiforme contro-lésionnel, correspondant à V4 gauche.

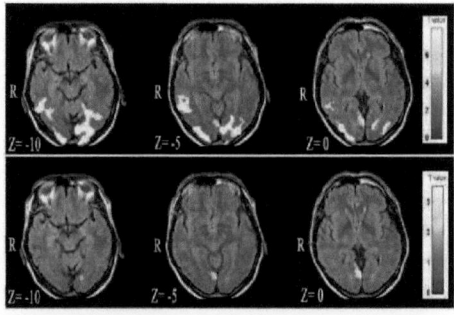

Figure 71. IRMf de PEH en condition couleur du côté sain. En haut, couleur vs repos (p<0.01). En bas couleur vs gris (p<0.05).

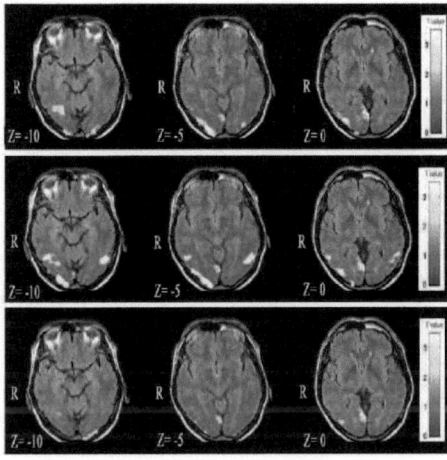

Figure 72. IRMf de PEH en condition couleur, du côté atteint. Contraste couleur vs repos à la visite n°1 (haut), la visite n°2 (centre) et la visite n°3 (bas). p<0.05.

En contraste couleur vs repos dans le champ atteint (figure 72), on retrouve, dès la session 1 des activations bilatérales du cortex visuel extra-strié, intéressant V2, V3, V4 et V5 dans l'hémisphère lésé, et concernant V2/V3 dans l'hémisphère sain. On n'observe aucune activation de V1.

A la session 2, on observe des activations de V1, V2, V3, V4 et V5 ipsi-lésionnels et de V5 contro-lésionnel.

A la session 3, on retrouve des activations moins étendues de V2, V3, V4 et V5 ipsi-lésionnel, sans activation de V1. Dans l'hémisphère contro-lésionnel on ne retrouve qu'une activation de V2/V3.

Ainsi, comme pour BOA, on retrouve chez PEH une activation de V1 ipsi-lésionnel, au fil de la récupération de la perception visuelle.

En contraste couleur vs gris dans le champ « aveugle » (figure 73), à la 1e visite, on ne retrouve pas d'activation de V4, mais une activation unique de V5 ipsi-lésionnel.

A la session 2, cette activation « anormale » de V5 a disparu alors que l'on observe désormais une activation classique de V4 ipsi-lésionnel.

Cette même activation de V4 ipsi-lésionnel est retrouvée à la 3e visite, plus étendue.

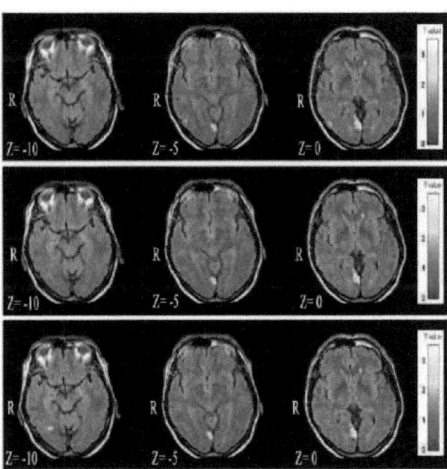

Figure 73. IRMf de PEH en condition couleur, du côté atteint. Contraste couleur vs gris à la visite n°1 (haut), la visite n°2 (centre) et la visite n°3 (bas). p<0.05.

2.5.5.2. Perception du mouvement

En condition mouvement, dans le champ sain (figure 74), l'analyse du contraste mouvement vs repos révèle une activation de V1 contro-lésionnel et une large activation bilatérale du cortex extra-strié V2, V3, V4, V5.

En contraste mouvement vs statique, on met en évidence une activation spécifique de V5, de façon bilatérale, prédominant nettement dans l'hémisphère sain. Cette activation de V5 ipsi-lésionnelle peut s'expliquer par l'existence d'une représentation partielle de l'hémichamp ipsi-latéral dans V5 (Ffytche et al 2000[118]).

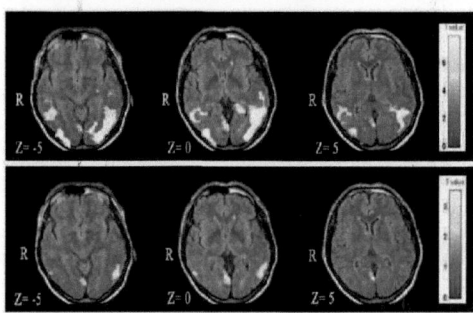

Figure 74. IRMf de PEH en condition mouvement du côté sain. En haut, mouvement vs repos (p<0.01). En bas mouvement vs statique (p<0.05).

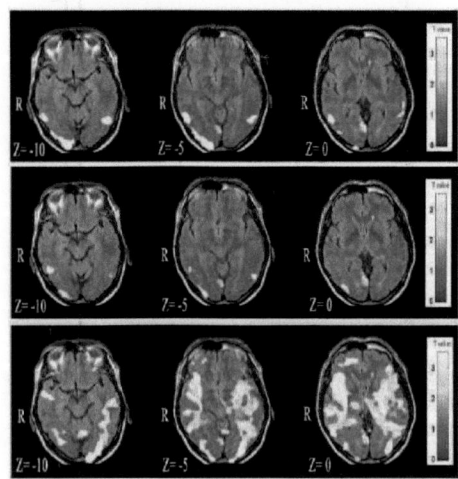

Figure 75. IRMf de PEH en condition mouvement, du côté atteint. Contraste mouvement vs repos à la visite n°1 (haut), la visite n°2 (centre) et la visite n°3 (bas). p<0.05.

En contraste mouvement vs repos dans le champ atteint (figure 75), on retrouve, à la session 1, des activations de V1, V2, V3, V4 et V5 ipsi-lésionnels et de V5 contro-lésionnel.

A la session 2, on observe une activation de V2/V3 ipsi-lésionnelle et de V5 bilatérale, prédominant à droite.

A la session 3, on retrouve une large activation bilatérale de l'ensemble du cortex visuel strié et extra-strié.

Ainsi, à l'image de ce que l'on a observé en condition couleur, on retrouve en condition mouvement une activation de V1 ipsi-lésionnel durant l'évolution.

En contraste mouvement vs statique (figure 76), on met en évidence, à la session 1, une activation unique et spécifique de V5 ipsi-lésionnel.

A la session 2, on n'observe plus cette activation de V5 ipsi-lésionnel mais une activation de V5 contro-lésionnel.

A la dernière visite, on retrouve le même profil d'activation que celui de la session 1, avec une activation unique de V5 ipsi-lésionnel.

Il existe donc chez PEH, en condition mouvement, une participation évidente, transitoire de l'hémisphère sain dans les phénomènes de plasticité cérébrale associés à la récupération visuelle.

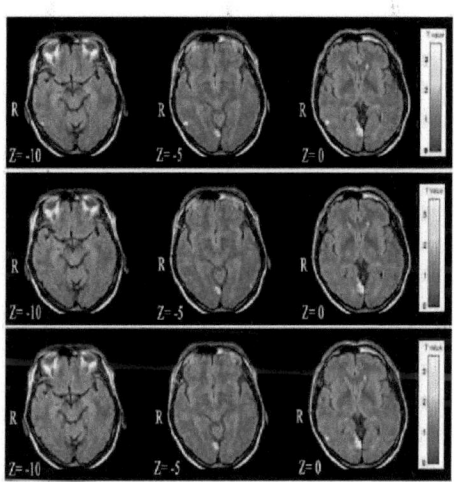

Figure 76. IRMf de PEH en condition mouvement, du côté atteint. Contraste mouvement vs statique à la visite n°1 (haut), la visite n°2 (centre) et la visite n°3 (bas). $p<0.05$.

2.5.6. Examen neurologique

L'examen neurologique réalisé à l'inclusion met en évidence une QLH supérieure gauche isolée. Le score NIHSS est de 1/42. Lors des 3 visites, l'examen clinique reste inchangé.

2.5.7. Synthèse

PEH présente un infarctus de l'ACP droite, limité à la berge ventrale de la scissure calcarine. Cette lésion entraine initialement un déficit visuel global sévère. Durant l'étude, le patient va récupérer progressivement la perception des couleurs et du mouvement, tant en position centrée qu'en position excentrée. Cette récupération est totale à la dernière visite.

En PEV, dans les 2 conditions, alors que l'on ne recueille aucune composante P1N1 lors des deux premières visites, on voit apparaître à la dernière session une réponse P1N1 d'amplitude diminuée et de latence allongée.

En IRMf, il n'existe pas de phase de sidération initiale. On retrouve, dès la session 1, des activations cérébrales bilatérales en contraste non spécifique.

La participation de l'hémisphère sain dans la récupération fonctionnelle est illustrée, en condition mouvement par l'activation spécifique de V5 contro-lésionnel à la session 2.

Le rôle des zones épargnées de V1 ipsi-lésionnel parait clair chez PEH, puisque l'on observe ses activations dans condition couleur et en condition mouvement. Cette observation conforte l'hypothèse d'une récupération fonctionnelle à partir de ces zones épargnées de V1.

A la session 1, en condition couleur, on retrouve une activation spécifique de V5 ipsi-lésionnel et non de V4 ipsi-lésionnel. Cette activation inefficace (puisque le patient est alors lourdement déficitaire) est ensuite remplacée lors des visites suivantes par une activation « normale » de V4 ipsi-lésionnel. La connectivité accrue entre V4 et V5 après lésion de V1, décrite par d'autres auteurs (Schoenfeld et al 2002[45]) explique possiblement cette activation anormale, transitoire de V5 ipsi-lésionnel.

Enfin, il est important de noter qu'à la dernière visite, lorsque le patient ne présente plus aucun déficit dans la perception des couleurs ou du mouvement, il présente un profil d'activations spécifiques normal avec V4 ipsi-lésionnel pour la perception des couleurs et V5 ipsi-lésionnel pour celle du mouvement.

2.6. PATIENT N°6 : PEA

2.6.1. Caractéristiques

PEA est un patient de 70 ans, droitier, ayant présenté un infarctus de l'ACP droite responsable d'une HLH gauche et d'une prosopagnosie. A la visite d'inclusion (J10), la prosopagnosie a régressé mais il persiste une HLH gauche. Le score NIHSS est à 1/42.
L'IRM d'inclusion (figure 77) met en évidence un infarctus de l'ACP droite, intéressant essentiellement le gyrus lingual et le gyrus fusiforme. Le cortex visuel primaire n'est que très partiellement touché (V1v, V2v, V3v et V4 sont lésées).
Le patient a réalisé les 3 visites dans leur totalité.

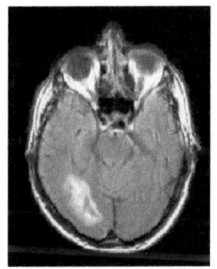

Figure 77. IRM anatomique (séquence FLAIR) de PEA à l'inclusion

2.6.2. Examen ophtalmologique

PEA présente une acuité visuelle de 10/10 (Monoyer), P2 (Parinaud) à l'œil droit et l'œil gauche, stable lors des 3 visites.
L'évolution de son champ visuel est présentée sur la figure 78.
A la 1e visite, l'analyse campimétrique statique met en évidence une HLH gauche partielle, à nette prédominance dans le quadrant supérieur gauche. La limite interne du scotome se situe sur la ligne médiane. Le champ visuel dynamique est certes moins perturbé, mais retrouve un déficit périphérique intéressant exclusivement le quadrant supérieur gauche. C'est donc dans ce quadrant supérieur gauche que nous avons placés les stimuli visuels.

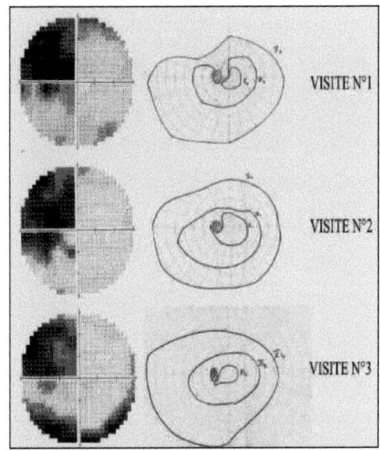

Figure 78. Champ visuel statique (à gauche) et dynamique (à droite) de PEA à la visite n°1 (haut), n°2 (milieu) et n° 3 (bas)

Lors des 2ᵉ et 3ᵉ visites, l'étude du champ visuel statique objective une discrète régression du scotome, essentiellement dans le quadrant inférieur gauche. La campimétrie dynamique montre une regression progressive du scotome supérieur gauche, jusqu'à la normalisation à la dernière visite.

2.6.3. Etude psychophysique de la vision

2.6.3.1. Perception des couleurs

L'étude des performances de PEA dans la perception des couleurs (figure 79) met en évidence, lors de la session 1, un déficit significatif dans le champ atteint, tant en position centrée (34% vs 90% p<0.005) qu'en position excentrée (21% vs 86% p<0.005).

Lors de la 2ᵉ visite les performances s'améliorent dans le champ atteint, de façon très significative en position centrée (67% vs 34% p<0.005), alors qu'en position excentrée les performances évoluent peu (32% vs 21% ns). Néanmoins, ces performances restent inférieures à celles du champ sain (67% vs 85% p<0.01 en position centrée ; 32% vs 78% p<0.005 en position excentrée).

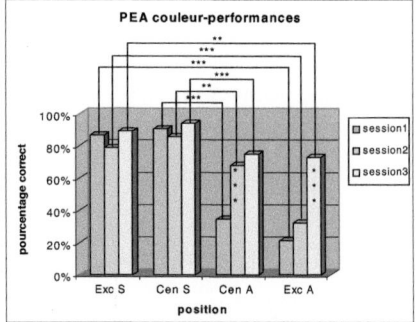

Figure 79. Performances de PEA (% réponses correctes) dans la perception des couleurs lors des 3 visites (session 1, 2,3) aux 4 positions: excentrée côté sain (Exc S), excentrée côté atteint (Exc A), centrée côté sain (Cen S) et centrée côté atteint (Cen A). Analyse statistique par le test du khideux. Les étoiles posées directement sur une barre suggèrent une différence significative avec la barre précédente. * p<0.05 ; ** p<0.01 ; *** p<0.005

A la session 3, les performances dans le champ atteint s'améliorent encore, surtout en position excentrée désormais (72% vs 32% p<0.005), mais demeurent significativement inférieures à celles du champ sain (75% vs 94% p<0.005 en position centrée ; 72% vs 89% p<0.01 en position excentrée).

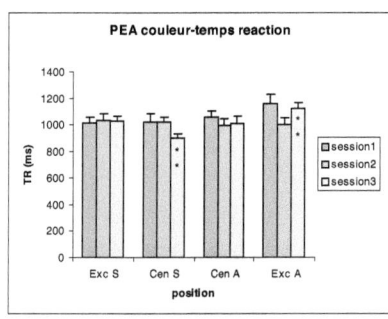

Figure 80. Moyenne des temps de réaction (en ms) et erreur type (en ms) de PEA dans la perception des couleurs lors des 3 visites (session 1, 2,3) aux 4 positions: excentrée côté sain (Exc S), excentrée côté atteint (Exc A), centrée côté sain (Cen S) et centrée côté atteint (Cen A). Analyse statistique par ANOVA avec ajustement des comparaisons multiples par le test de Bonferroni. Les étoiles posées directement sur une barre suggèrent une différence significative avec la barre précédente. * p<0.05 ;   ** p<0.01 ; *** p<0.005

L'étude des temps de réaction de PEA dans la perception des couleurs est représentée sur la figure 80.

Contrairement à l'étude des performances, on ne met en évidence, à aucune des 3 sessions, de différence des temps de réaction entre le champ sain et le champ atteint, tant en position centrée qu'en position excentrée.

Il semble que, comme FOG, PEA privilégie une stratégie de « bonne réponse » quelque soit le temps mis pour répondre.

2.6.3.2. Perception du mouvement

Les performances de PEA dans la perception du mouvement sont présentées sur la figure 81. A la session 1, on ne met en évidence de différence significative entre le champ atteint et le champ sain qu'en position excentrée (58% vs 80% p<0.005).

Lors de la 2e visite, les performances s'améliorent dans le champ atteint, si bien qu'il n'existe plus de différence entre le côté atteint et le côté sain, non seulement en position centrée (89% vs 84% ns), mais également en position excentrée (83% vs 90% ns).

Cette régression du déficit perceptif du mouvement se confirme à la dernière visite, ou l'on ne retrouve plus de différence entre champ sain et champ atteint (97% vs 96% ns en position centrée ; 94% vs 95% ns en position excentrée).

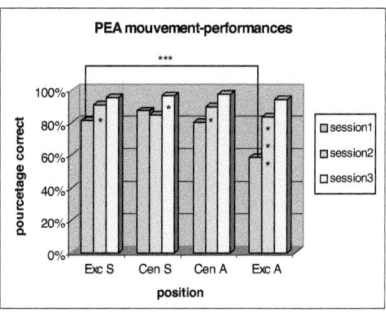

Figure 81. Performances de PEA (% réponses correctes) dans la perception du mouvement lors des 3 visites (session 1, 2,3) aux 4 positions : excentrée côté sain (Exc S), excentrée côté atteint (Exc A), centrée côté sain (Cen S) et centrée côté atteint (Cen A). Analyse statistique par le test du khideux. Les étoiles posées directement sur une barre suggèrent une différence significative avec la barre précédente. * p<0.05 ;   ** p<0.01 ; *** p<0.005

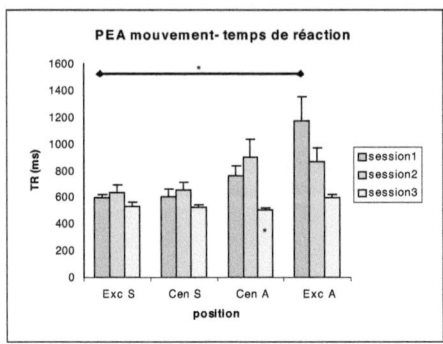

Figure 82. Moyenne des temps de réaction (en ms) et erreur type (en ms) de PEA dans la perception du mouvement lors des 3 visites (session 1, 2,3) aux 4 positions: excentrée côté sain (Exc S), excentrée côté atteint (Exc A), centrée côté sain (Cen S) et centrée côté atteint (Cen A). Analyse statistique par ANOVA avec ajustement des comparaisons multiples par le test de Bonferroni. Les étoiles posées directement sur une barre suggèrent une différence significative avec la barre précédente.
* $p<0.05$; ** $p<0.01$; *** $p<0.005$

L'étude des temps de réaction de PEA en condition mouvement est illustrée par la figure 82. Comme pour l'étude des performances, il n'existe, à la session 1, de différence de temps de réaction entre le champ atteint et le champ sain qu'en position excentrée (1173 ms vs 596 ms $p<0.05$). Ensuite les temps de réaction s'améliorent et il n'existe plus de différence entre le champ atteint et le champ sain à la dernière visite, en position centrée (504 ms vs 524 ms ns) et en position excentrée (594 ms vs 532 ms ns).

2.6.4. Examen électrophysiologique

2.6.4.1. Perception des couleurs

La figure 83 représente les PEV recueillis chez PEA, sur l'électrode Oz, en condition couleur, lors des 3 visites.

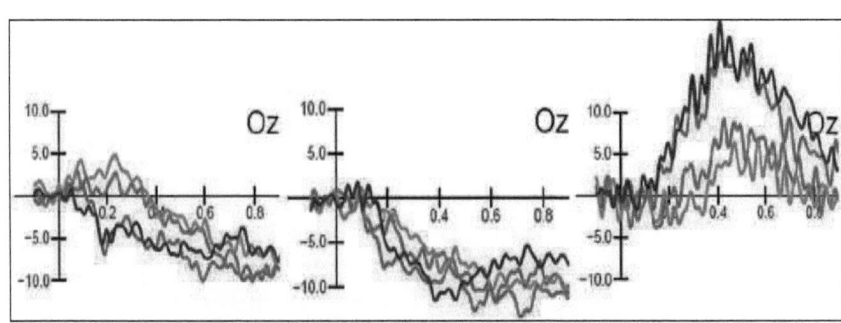

Figure 83. PEV enregistrés chez PEA, en condition couleur, sur Oz, aux 4 positions : excentré sain (bleu), centré sain (rouge), centré atteint (magenta) et excentré atteint (vert). Résultats lors de la 1e visite (à gauche), la 2e visite (centre) et la 3e visite (à droite).

Les PEV de PEA sont globalement « bruités » et de faibles amplitudes, probablement en raison de l'âge du patient (Justino et al 2001 [119], Taroyan et al 2004 [120]).

A la session 1, pour le champ sain, on retrouve des réponses P1 et N1 de mêmes latences aux 2 positions. L'amplitude est légèrement supérieure en position centrée. Pour le champ atteint, on ne retrouve aucune composante P1 ou N1 en position excentrée et en position centrée.

A la session 2, on voit apparaître, pour les 2 positions du champ atteint, des composantes P1 et N1 d'amplitudes plus faible et de latences plus longues par rapport à celles du champ sain.

A la dernière visite, le tracé est particulièrement « bruité », mais on peut identifier, pour le champ atteint des réponses P1 et N1 de mêmes latences que leurs homologues du champ sain. L'interprétation des amplitudes est délicate, mais les réponses P1N1 enregistrées du côté atteint semblent d'amplitudes comparables à celles du champ sain.

2.6.4.2. *Perception du mouvement*

La figure 84 représente les PEV recueillis chez PEA, sur l'électrode Oz, en condition mouvement, lors des 3 visites.

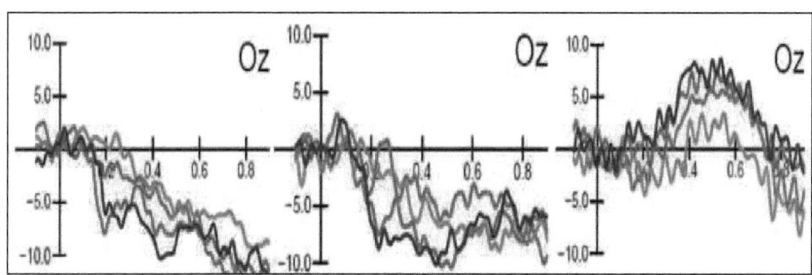

Figure 84. PEV enregistrés chez PEA, en condition mouvement, sur Oz, aux 4 positions : excentré sain (bleu), centré sain (rouge), centré atteint (magenta) et excentré atteint (vert). Résultats lors de la 1ᵉ visite (à gauche), la 2ᵉ visite (centre) et la 3ᵉ visite (à droite).

A la session 1, on recueille des composantes P1 et N1 d'amplitudes et de latences similaires aux 2 positions du champ sain. Pour le champ atteint, on retrouve, en position centrée, un complexe P1N1 de faible amplitude et de même latence par rapport à son homologue du champ sain. En position excentrée, on n'enregistre aucune réponse P1 ou N1.

A la session 2, on retrouve toujours des complexes P1N1 de mêmes amplitude te de mêmes latences aux 2 positions du champ sain. Dans le champ atteint, on met en évidence, en position centrée, un complexe P1N1 de même latence que pour le champ sain et dont l'amplitude a augmenté par rapport à la visite précédente. Elle reste néanmoins inférieure à celle du côté sain. En position excentrée, on n'individualise toujours aucune réponse P1 ou N1.

A la 3e visite, le tracé est tellement « bruité » que l'on ne peut pas individualiser de composante P1 ou N1 tant dans le champ atteint, que le champ sain.

2.6.5. IRM fonctionnelle

2.6.5.1. Perception des couleurs

La présentation de stimuli colorés dans le champ « voyant » droit (figure 85) entraine, en contraste couleur vs repos des activations de V1, V2, V3 de façon bilatérale et de V4 contro-lésionnel.
En contraste couleur vs gris, on met en évidence une activation unique dans le gyrus fusiforme gauche (contro-lésionnel) correspondant à V4.

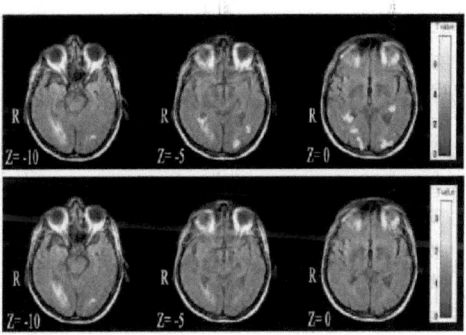

Figure 85. IRMf de PEA en condition couleur du côté sain. En haut, couleur vs repos ($p<0.01$). En bas couleur vs gris ($p<0.05$).

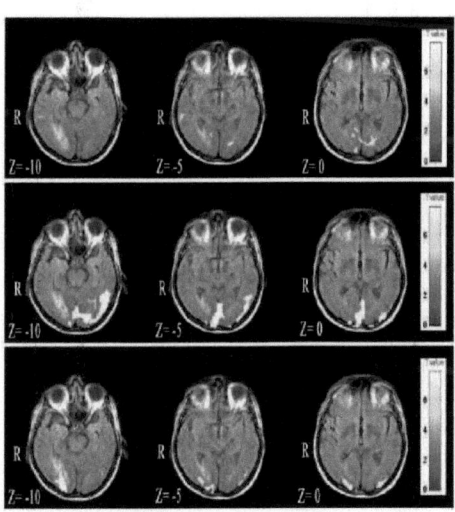

Figure 86. IRMf de PEA en condition couleur, du côté atteint. Contraste couleur vs repos à la visite n°1 (haut), la visite n°2 (centre) et la visite n°3 (bas). $p<0.01$.

En contraste couleur vs repos dans le champ atteint (figure 86), on retrouve, à la session 1, une activation bilatérale mais peu intense de V1, V2, V3 et V4. A la session 2, on retrouve des activations plus étendues au niveau de V1, V2, V3, V4, V5 contro-lésionnels et V1, V2, V3 ipsi-lésionnels. A la session 3, il existe des activations bilatérales, prédominant désormais sur l'hémisphère ipsi-lésionnel au niveau de V1, V2, V3 et V4. Dans le cortex visuel contro-lésionnel, on retrouve une activation de V2/V3.

Comme chez BOA et PEH, on met en évidence, chez PEA, durant le processus de récupération fonctionnelle, des activations de V1 ipsi-lésionnel. Ceci est observé dès la session 1.

En contraste couleur vs gris dans le champ atteint (figure 87), on observe, à la session 1, une activation unique de V4 contro-lésionnel. Il n'existe aucune activation ipsi-lésionnelle.

A la session 2, on ne retrouve toujours aucune activation ipsi-lésionnelle. Dans le cortex contro-lésionnel, l'activation de V4 disparaît et l'on observe une activation unique de V5 contro-lésionnel.

A la session 3, on retrouve l'activation de V5 contro-lésionnel, moins intense, et il apparaît une activation plus étendue de V5 ipsi-lésionnel.

Il n'existe, à aucune des 3 visites, d'activation de V4 ipsi-lésionnelle, lésée par l'infarctus.

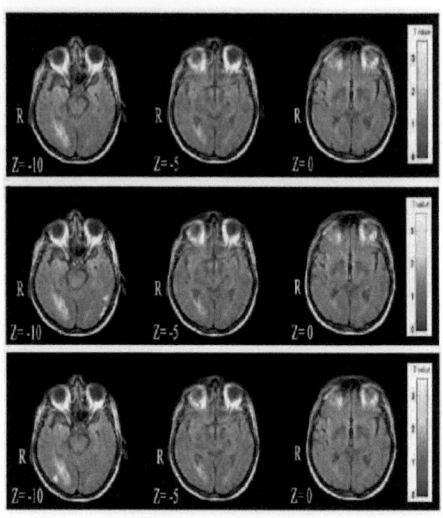

Figure 87. IRMf de PEA en condition couleur, du côté atteint. Contraste couleur vs gris à la visite n°1 (haut), la visite n°2 (centre) et la visite n°3 (bas). p<0.05.

2.6.5.2. *Perception du mouvement*

La présentation de stimuli en mouvement dans le champ « voyant » droit (figure 88) entraine, en contraste mouvement vs repos, une discrète activation de V1 contro-lésionnelle et de V5 bilatérale.

En contraste mouvement vs statique, on met en évidence une activation unique et spécifique de V5 contro-lésionnelle.

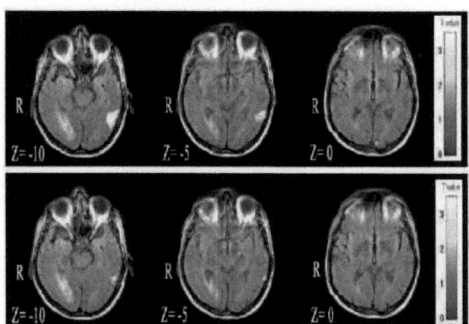

Figure 88. IRMf de PEA en condition mouvement du côté sain. En haut, mouvement vs repos (p<0.05). En bas mouvement vs statique (p<0.05).

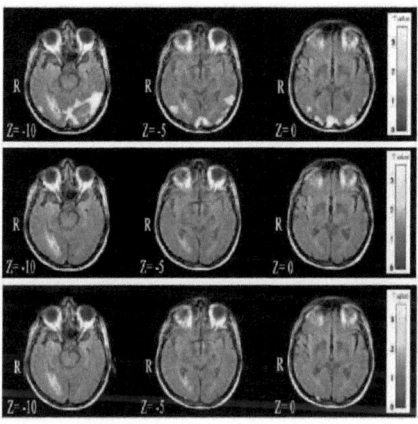

Figure 89. IRMf de PEA en condition mouvement, du côté atteint. Contraste mouvement vs repos à la visite n°1 (haut), la visite n°2 (centre) et la visite n°3 (bas). p<0.05.

En contraste mouvement vs repos dans le champ atteint (figure 89), on retrouve, à la session 1, une large activation bilatérale de l'ensemble du cortex visuel strié et extra-strié.

A la session 2, on ne retrouve aucune activation cérébrale. Cette absence d'activation s'explique peut-être par un manque d'attention du patient en fin de visite.

A la session 3, il existe une activation unique de V5 ipsi-lésionnelle.

En contraste mouvement vs statique dans le champ atteint (figure 90), il existe, à la session 1, une activation unique de V5 contro-lésionnelle. Aucune activation n'est observée dans l'hémisphère lésé.

A la session 2, on retrouve une activation bilatérale de V5.

A la session 3, on met en évidence une activation unique de V5 ipsi-lésionnelle.

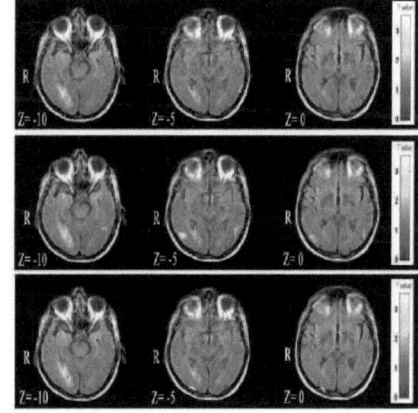

Figure 90. IRMf de PEA en condition mouvement, du côté atteint. Contraste mouvement vs statique à la visite n°1 (haut), la visite n°2 (centre) et la visite n°3 (bas). p<0.05.

2.6.6. Examen neurologique

L'examen neurologique réalisé à l'inclusion met en évidence une HLH gauche isolée. Le score NIHSS est de 1/42. Lors des 3 visites, l'examen clinique reste inchangé.

2.6.7. Synthèse

PEA a présenté un infarctus de l'ACP droite, à l'origine d'une lésion très limitée de V1 ventrale mais touchant largement la voie ventrale, en particulier V4, jusqu'au cortex temporal interne.
Le déficit visuel, qui en résulte, est dissocié avec une perception des couleurs très altérée, alors que celle du mouvement n'est que très modérément déficitaire, uniquement en position excentrée. Cette dissociation visuelle se traduit lors de l'étude campimètrique par une dissociation stato-kinétique (champ visuel statique très altéré ; champ visuel dynamique subnormal).
Ce déficit visuel va régresser durant l'étude, avec une récupération totale de la perception du mouvement et une récupération partielle mais très significative de la perception des couleurs.

Comme chez FOG, les PEV de PEA sont « bruités » et de faible amplitude, probablement en raison de l'age du patient (Justino et al 2001 [119], Taroyan et al 2004 [120]). Néanmoins, malgré une interprétation plus difficile, on observe les corrélats électrophysiologiques du déficit et de sa récupération.
En effet, en condition couleur, alors que l'on ne recueille initialement aucune réponse P1 ou N1 pour le champ atteint, on voit apparaître (session 2), puis se normaliser partiellement (session 3) les composantes P1 et N1 aux 2 positions du champ atteint.
En conditions mouvement, le patient présente initialement, un déficit en position excentrée uniquement. Ainsi en PEV, on retrouve dès la session 1, un complexe P1N1 de faible amplitude en position centrée alors que l'on ne recueille aucune composante P1 ou N1 en position excentrée. Cette réponse P1N1 augmente d'amplitude à la session 2. Malheureusement, les PEV sont trop bruités à la dernière session pour interpréter les résultats finaux.

L'étude IRM objective la participation de V1 ipsi-lésionnel dans la récupération fonctionnelle, puisqu'il existe précocement, dans les 2 conditions, une activation de la portion de V1 épargnée par l'infarctus.

L'implication de l'hémisphère sain est également illustrée chez PEA, dans les 2 conditions, par les activations transitoires contro-lésionnelles retrouvées en contraste spécifique (éliminant ainsi un possible effet de la croix de fixation centrale).

Enfin, on observe chez PEA, comme chez plusieurs patients, une « perte » de la spécificité fonctionnelle de V4 en condition couleur. En effet, V4 droit étant lésé, on ne retrouve pas d'activation de ce dernier à aucune des 3 visites. Or la perception des couleurs s'est presque normalisée à la session 3. L'étude du contraste spécifique couleur vs gris met en évidence une activation initiale de V4 contro-lésionnel, puis de V5 bilatérale à la session 2 et de V5 ipsi-lésionnel à la dernière visite. Tout se passe comme si V5 ipsi-lésionnel, aire spécialisée habituellement dans le traitement perceptif du mouvement, prenait une fonction de traitement de la perception des couleurs, normalement dédiée à V4.

2.7. ANALYSE DU GROUPE PATIENT (N=6)

Nous avons réalisé une analyse de groupe des 6 patients précédemment décrits. Le groupe comprend 5 hommes et une femme. L'âge moyen est de 63,3 ans. Le délai moyen d'inclusion est de 11,6 jours.

2.7.1. Etude électrophysiologique

Pour chacune des conditions, nous avons utilisé les moyennages individuels des 6 sujets, à chacune des visites pour effectuer une analyse de groupe en faisant une grande moyenne des PEV individuels. Nous présenterons ici les résultats de cette grande moyenne pour chacune des conditions, lors de chacune des 3 visites, sur une électrode postérieure centrale (POz).

2.7.1.1. Perception des couleurs

La figure 91 représente les résultats de la grande moyenne des PEV recueillis individuellement chez les 6 patients, sur l'électrode POz, en condition couleur, lors des 3 visites.

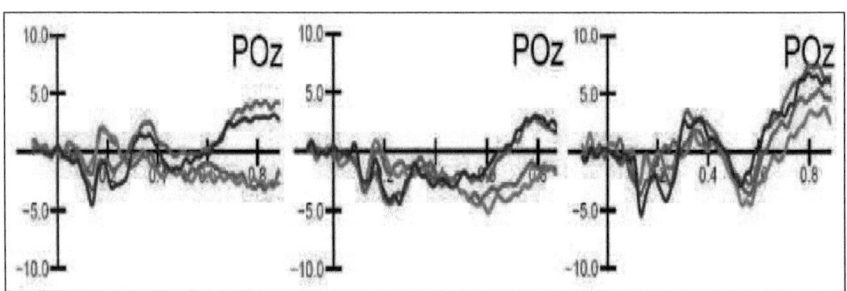

Figure 91. PEV des patients en conditions couleur, obtenus par grande moyenne (n=6) sur l'électrode POz lors de la session 1 (à gauche), session 2 (au centre) et la session 3 (à droite).

A la session 1, on recueille, pour le champ sain, des réponses P1 et N1 de mêmes latences aux 2 positions. Les amplitudes de la composante P1 sont similaires pour les 2 positions. Celle de la composante N1 est plus grande en position excentrée. Pour le champ atteint, on observe aux 2 positions des composantes P1 et N1 de mêmes latences que leurs homologues du champ sain. En revanche, les composantes N1 recueillies dans le champ atteint présente des amplitudes inférieures à celles obtenues dans le champ sain, plus particulièrement en position excentrée.

A la session 2, les complexes P1N1 recueillis dans le champ atteint ont toujours des latences semblables à leurs homologues du champ sain, et leurs amplitudes se sont normalisées par rapport au champ sain.

A la session 3, les latences des réponses P1 et N1 recueillies dans le champ atteint restent identiques à celles du champ sain. Les amplitudes restent semblables en position centrée, mais sont inférieures, en position excentrée, par rapport à celles du champ sain.

2.7.1.2. Perception du mouvement

La figure 92 représente les résultats de la grande moyenne des PEV recueillis individuellement chez les 6 patients, sur l'électrode POz, en condition mouvement, lors des 3 visites.

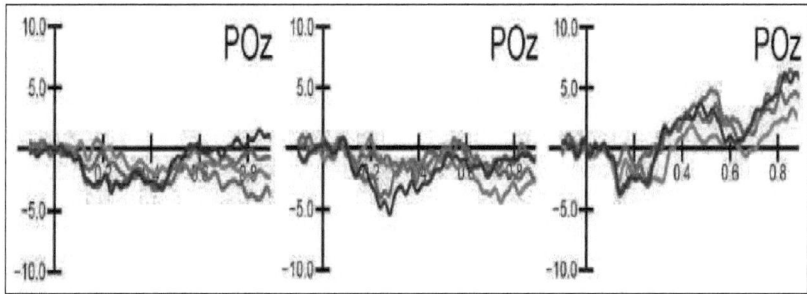

Figure 92. PEV des patients en conditions mouvement, obtenus par grande moyenne (n=6) sur l'électrode POz lors de la session 1 (à gauche), session 2 (au centre) et la session 3 (à droite).

A la session 1, on recueille des composantes P1 et N1 de mêmes latences et de mêmes amplitudes aux 2 positions du champ sain. Les réponses P1 et N1 obtenues dans le champ atteint sont de mêmes latences mais d'amplitudes nettement inférieures par rapport à leurs homologues du champ sain.

A la session 2, les latences des composantes P1 et N1 du champ atteint restent similaires à celles du champ sain. Par rapport à la session 1, leurs amplitudes ont augmenté, si bien qu'elles sont comparables à celles obtenues dans le champ sain.

A la session 3, les réponses P1N1 du champ atteint gardent des latences identiques à celles du champ sain. Les amplitudes de leur composante N1 sont inférieures à celles du champ sain, en particulier en position centrée.

2.7.2. IRM fonctionnelle

Nous avons réalisé une analyse de groupe des 6 patients. Quatre d'entre eux (FOG, DEM, PEH, PEA) présentent un infarctus de l'ACP droite. Les deux autres (QUM, BOA) ont un infarctus de l'ACP gauche.

Nous avons choisi arbitrairement, pour l'analyse de groupe, l'hémisphère droit (présenté à gauche en convention radiologique sur les images) comme hémisphère lésé. Nous avons donc « flippé » (inversion droite-gauche) les cerveaux des patients présentant un infarctus de l'ACP gauche.

Après avoir réaligné, coregistré et normalisé les images de chacun des 6 sujets, nous avons procédé aux statistiques de groupe.

Ce sont les résultats de cette analyse de groupe qui sont présentés ici.

2.7.2.1. Perception des couleurs

La présentation de stimuli colorés dans le champ sain (figure 93) entraîne, en contraste non spécifique couleur vs repos, une large activation du cortex visuel primaire V1 sain (gauche) et de l'ensemble du cortex visuel extra-strié bilatéral.

En contraste spécifique couleur vs gris, on met en évidence une activation unique, située dans le gyrus fusiforme contro-lésionnel, correspondant à V4. ces résultats sont en accord avec les données de la littérature, qui attribuent à cette aire V4 un rôle spécifique dans le traitement perceptif des couleurs (Lueck et al 1989[13] ; Hadjikhani et al 1998[14], Zeki, McKeefry, Bartels, & Frackowiak 1998[17]).

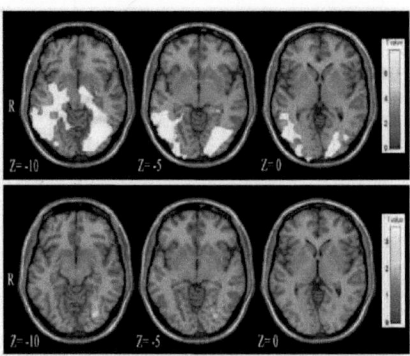

Figure 93 . Analyse du groupe patient (N=6) en IRMf pour le champ sain, en contraste couleur vs repos p<0,01 (en haut) et en contraste couleur vs gris p<0,05 (en bas).

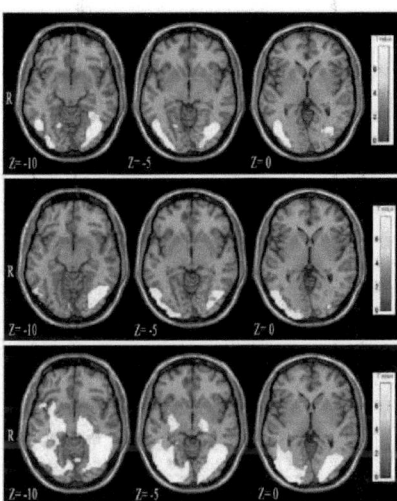

Figure 94. Analyse du groupe patient (N=6) en IRMf pour le champ atteint, en contraste couleur vs repos p<0,01, lors de la visite n°1 (haut), visite n°2 (centre) et visite n°3 (bas).

En contraste couleur vs repos dans le champ atteint (figure 94), à la session 1, on ne retrouve pas d'activation du cortex visuel primaire V1. En revanche, il existe une large activation bilatérale de l'ensemble du cortex extra-strié V2, V3, V4 et V5.

A la session 2, on voit apparaître une petite activation de V1 ipsi-lésionnel, associée à des activations bilatérales de l'ensemble du cortex visuel extra-strié V2, V3, V4 et V5.

A la session 3, on retrouve l'activation de V1 ipsi-lésionnel, bien plus étendue et l'activation bilatérale de toutes les aires extra-striées.

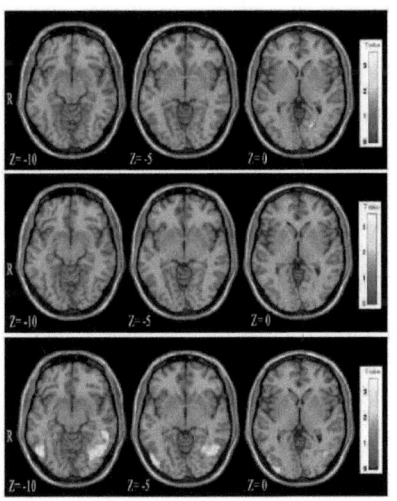

Figure 95. Analyse du groupe patient (N=6) en IRMf pour le champ atteint, en contraste couleur vs gris p<0,05, lors de la visite n°1 (haut), visite n°2 (centre) et visite n°3 (bas).

En contraste spécifique couleur vs gris dans le champ atteint (figure 95), on met en évidence, à la session 1, une activation unique dans le gyrus fusiforme contro-lésionnel gauche, correspondant à V4 contro-lésionnel. Il n'existe aucune activation ipsi-lésionnelle.

A la session 2, on n'observe aucune activation spécifique, tant dans l'hémisphère sain que l'hémisphère lésé.

A la session 3, on retrouve plusieurs activations spécifiques, au niveau de l'hémisphère sain et de l'hémisphère lésé. Ces activations concernent non seulement V4, aire spécialisée dans la perception des couleurs, mais également V5, aire spécialisée dans la perception du mouvement chez le sujet sain.

2.7.2.2. Perception du mouvement

La présentation de stimuli en mouvement dans le champ sain (figure 96) engendre, en contraste non spécifique mouvement vs repos, une activation de V1 contro-lésionnel gauche et des activations bilatérales de V2, V3 et V5.

En contraste spécifique mouvement vs statique, on retrouve une activation bilatérale de V5, illustrant le rôle spécifique de V5 dans la perception du mouvement (Watson et al 1993[26] ; Tootell et al 1995[27] ; Goebel et al 1998[28]).

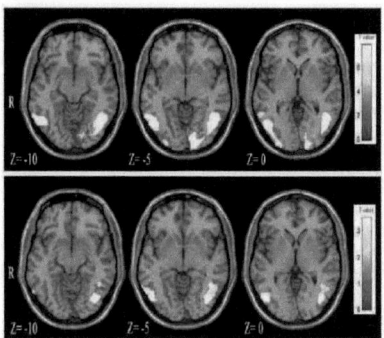

Figure 96. Analyse du groupe patient (N=6) en IRMf pour le champ sain, en contraste mouvement vs repos p<0,01 (en haut) et en contraste mouvement vs gris p<0,05 (en bas).

Le caractère bilatéral de cette activation de V5 peut être expliquée par l'existence d'une représentation partielle de l'hémichamp ipsi-latéral dans V5 (Ffytche et al 2000[118]), mais peut également refléter des phénomènes de plasticité cérébrale, rendant fonctionnelles des connexions trans-calleuses.

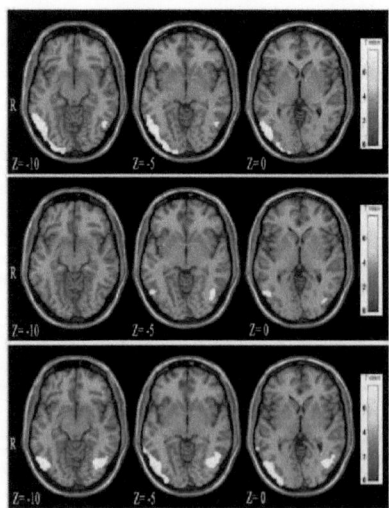

En contraste mouvement vs repos dans le champ atteint (figure 97), on met en évidence, à la session 1, une activation de V2, V3 et V5 ipsi-lésionnels et de V5 contro-lésionnel.

A la session 2, on retrouve une activation bilatérale de V5.

A la session 3, on observe une activation de V2, V3 et V5 ipsi-lésionnels et de V5 contro-lésionnel.

Figure 97. Analyse du groupe patient (N=6) en IRMf pour le champ atteint, en contraste mouvement vs repos p<0,01, lors de la visite n°1 (haut), visite n°2 (centre) et visite n°3 (bas).

En contraste spécifique mouvement vs statique dans le champ atteint (figure 98), on met en évidence, à la session 1, une activation de V2/V3 ipsi-lésionnel et de V5 ipsi-lésionnel. Il n'existe pas d'activation contro-lésionnelle.

A la session 2, on ne retrouve plus l'activation de V2/V3 ipsi-lésionnel, mais il existe une activation bilatérale de V5.

A la session 3, on retrouve cette activation bilatérale de V5, plus étendue.

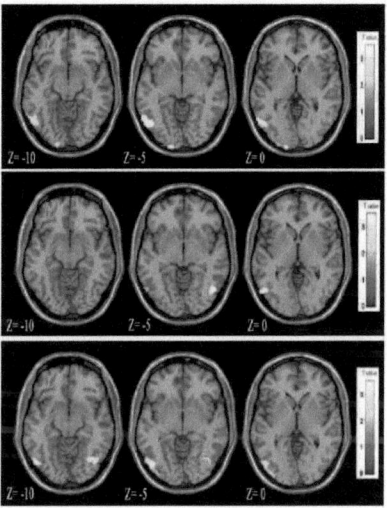

Figure 98. Analyse du groupe patient (N=6) en IRMf pour le champ atteint, en contraste mouvement vs statique p<0,05, lors de la visite n°1 (haut), visite n°2 (centre) et visite n°3 (bas).

Cette analyse de groupe des patients apporte plusieurs informations :

- la participation de V1 ipsi-lésionnel, retrouvée individuellement chez seulement 4 des 6 patients, ressort de façon plus franche en analyse de groupe, en condition couleur. Ces résultats renforcent l'hypothèse d'une récupération fonctionnelle à partir des zones épargnées de V1 ipsi-lésionnel (Fendrich et al 1992 [54] ; Scharli et al 1999[55] ; Morland et al 2004[56] ; Kaas et al 1992[57]). En revanche, en condition mouvement, la participation de V1 ipsi-lésionnel ne ressort pas de l'analyse de groupe, alors que l'activation des aires extra-striées de la voie dorsale apparaît clairement. Ceci reflète les résultats de l'analyse individuelle, puisqu'aucune activation de V1 ipsi-lésionnel n'est retrouvée chez 4/6 patients. On peut alors imaginer que la récupération fonctionnelle de la perception du mouvement obéit à des mécanismes différents, possiblement à partir d'afférences directes sur les aires extra-striées, courcircuitant V1 (Zeki et Ffytche 1998 [43] ; Barbur et al 1993 [42] ; Goeble et al 2001 [44] ; Schoenfeld et al 2002 [45]). Or, l'existence de ces afférences directes est actuellement démontrée uniquement sur l'aire MT du singe, équivalent de V5 chez l'homme (Standage et Benevento, 1983[59], Sincich et al 2004 [60]).

- L'implication de l'hémisphère sain dans la récupération fonctionnelle avait été évoquée individuellement chez tous les patients devant des activations transitoires en contraste spécifique. En analyse de groupe, la participation de l'hémisphère sain se confirme, tant en condition couleur, qu'en condition mouvement.

- Enfin, en condition couleur, l'analyse de groupe fait apparaître, progressivement au fil des visites, une perte de la spécificité de V4 dans le traitement perceptif des couleurs au dépends de V5. Ce phénomène, observé individuellement chez plusieurs patients, est possiblement le reflet d'une connectivité accrue entre V4 et V5 au sein du cortex visuel lésé (Schoenfeld et al 2002[45]).

3. COMPARAISON PATIENTS / VOLONTAIRES SAINS

3.1. ETUDE ELECTROPHYSIOLOGIQUE

Nous avons comparé, en condition couleur puis en condition mouvement, les PEV du groupe « patients » à ceux du groupe « volontaires sains ». Nous avons réalisé une comparaison statistique des moyennes.

La comparaison porte sur les PEV recueillis pour les stimulations :
- dans l'hémichamp droit des sujets sains, à 8° d'excentricité horizontale et -6° d'excentricité verticale (en bleu)
- dans l'hémichamp gauche des sujets sains, à -8° d'excentricité horizontale et -6° d'excentricité verticale (en vert)
- dans l'hémichamp atteint des patients, à 3° à l'intérieur du scotome (en rose)
- dans l'hémichamp sain des patients, dans la position symétrique à celle du champ atteint (en rouge)

Ces PEV ont été obtenus par grande moyenne des PEV individuels des 5 volontaires sains d'une part et des 6 patients d'autre part.

3.1.1. Perception des couleurs

La figure 99 représente les résultats de la grande moyenne des PEV recueillis individuellement chez les 5 volontaires sains et chez les 6 patients, sur l'électrode POz, en condition couleur, lors des 3 visites.

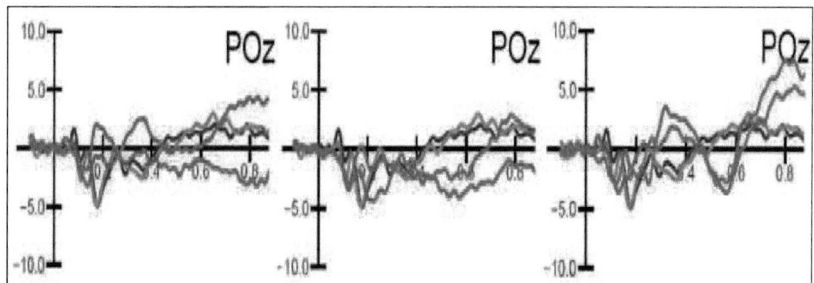

Figure 99. PEV recueillis sur l'électrode POz, en conditions couleur, obtenus par grande moyenne des patients (n=6) et des sujets sains (n=5) lors de la session 1 (à gauche), session 2 (au centre) et la session 3 (à droite) : patient centré atteint (rose), patient centré sain (rouge), sujet sain centré droit (bleu), sujet sain centré gauche (vert).

La figure 100 présente les valeurs des latences et des amplitudes des réponses P1 et N1 du groupe « patients » lors des 3 visites et celles du groupe « sujets sains », en condition couleur.

		P1		N1	
		latence (ms)	amplitude (mV)	latence (ms)	amplitude (mV)
patient ES	S1	79.1	-0.771	133.8	-4.525
	S2	83.0	0.658	118.2	-2.535
	S3	100.6	-0.439	131.8	-5.370
patient CS	S1	77.1	-0.337	133.8	-3.176
	S2	82.0	-0.954	121.1	-3.463
	S3	71.3	-0.666	127.9	-3.640
patient CA	S1	80.1	0.251	131.8	-1.867
	S2	85.9	-0.743	122.1	-2.949
	S3	82.0	-0.167	116.2	-2.933
patient EA	S1	83.0	-0.048	118.2	-1.389
	S2	86.9	-0.558	119.1	-3.037
	S3	97.7	0.218	123.0	-2.657
sujet sain CD		79.1	1.608	107.4	-1.012
sujet sain CG		79.1	0.508	110.4	-2.760

Figure 100. Latences et amplitudes des composantes P1 et N1 du groupe « patients » (aux positions « excentré sain » ES, « centré sain » CS, « centré atteint » CA et « excentré atteint » EA) et du groupe « sujets sains » (côté droit CD et côté gauche CG) en condition couleur.

A la session 1, comme nous l'avions observé dans les analyses de groupe respectives, on recueille des complexes P1N1 de mêmes latences entre l'hémichamp droit et l'hémichamp gauche pour les sujets sains et entre l'hémichamp sain et l'hémichamp atteint pour le groupe patient. Nous avions néanmoins observé, chez les patients, que l'amplitude de la composante N1 était inférieure pour le champ atteint par rapport au champ sain.

La comparaison entre le groupe « patients » et le groupe « sujets sains » met en évidence un allongement des latences de la réponse N1 du groupe « patients » par rapport au groupe « volontaires sains », non seulement pour le champ atteint, mais également pour le champ sain (133 ms pour le champ « voyant » et 131 ms pour le champ atteint chez les patients vs 107 ms pour le champ droit [p=0.03] et 110 ms pour le champ gauche [p=0.04] chez les sujets sains).

On pourrait penser que cet allongement de latence du groupe patient reflète simplement l'âge plus avancé des patients par rapport aux sujets sains (63,3 ans vs 29,8 ans) car, les PEV des sujets âgés sont d'amplitudes plus faibles et de latences plus longues que ceux des sujets jeunes (Justino et al 2001 [119], Taroyan et al 2004 [120]).

Mais, on observe que cette différence de latences de la composante N1 entre les 2 groupes se réduit à la session 2 (122 ms pour le champ « voyant » et 121 ms pour le champ atteint chez les patients vs 107 ms pour le champ droit et 110 ms pour le champ gauche chez les sujets sains) et à la session 3 (127 ms pour le champ « voyant » et 116 ms pour le champ atteint chez les patients vs 107 ms pour le champ droit [p=0.05] et 110 ms pour le champ gauche [p=0.08] chez les sujets sains).

Il parait plus probable que cet allongement initial de latence de N1 dans le groupe « patients » soit en rapport avec le processus lésionnel et que la normalisation de celle-ci reflète la récupération fonctionnelle.

De plus, cet allongement puis normalisation de latence de la composante N1 du groupe « patient » ne concerne pas seulement le champ atteint. En effet, de la même façon, on constate, pour le champ sain, un allongement initial de latence de N1, du même ordre que celui du champ atteint, puis une normalisation de celle-ci. Cet élément appuie l'idée que l'hémisphère sain ne fonctionne initialement pas normalement.

3.1.2. Perception du mouvement

La figure 101 représente les résultats de la grande moyenne des PEV recueillis individuellement chez les 5 volontaires sains et chez les 6 patients, sur l'électrode POz, en condition mouvement, lors des 3 visites.

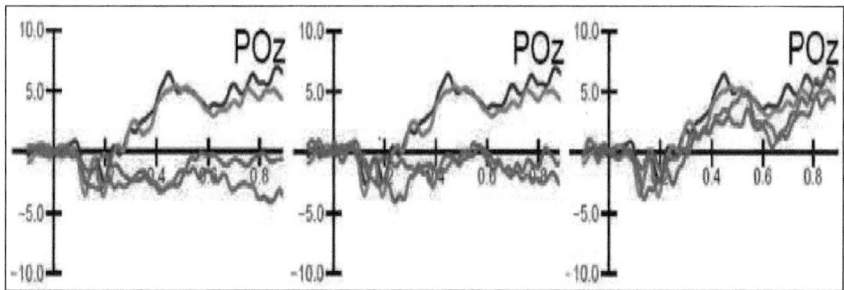

Figure 101. PEV recueillis sur l'électrode POz, en conditions mouvement, obtenus par grande moyenne des patients (n=6) et des sujets sains (n=5) lors de la session 1 (à gauche), session 2 (au centre) et la session 3 (à droite) : patient centré atteint (rose), patient centré sain (rouge), sujet sain centré droit (bleu), sujet sain centré gauche (vert).

La figure 102 présente les valeurs des latences et des amplitudes des réponses P1 et N1 du groupe « patients » lors des 3 visites et celles du groupe « sujets sains », en condition mouvement.

		P1		N1	
		latence (ms)	amplitude (mV)	latence (ms)	amplitude (mV)
patient ES	S1	100.6	-0.683	130.9	-2.421
	S2	83.0	0.863	134.8	-2.313
	S3	109.4	-0.706	142.6	-3.762
patient CS	S1	89.8	-0.157	133.8	-2.747
	S2	68.4	0.615	137.7	-1.990
	S3	100.6	-0.643	136.7	-3.837
patient CA	S1	92.8	-0.335	137.7	-1.592
	S2	86.9	0.782	139.6	-1.271
	S3	107.4	-0.618	127.9	-1.348
patient EA	S1	110.4	0.541	136.7	-0.893
	S2	100.6	-0.430	130.9	-2.089
	S3	97.7	-0.624	130.9	-2.857
sujet sain CD		85.9	0.895	125.0	-2.596
sujet sain CG		84.0	0.179	121.1	-3.529

Figure 102. Latences et amplitudes des composantes P1 et N1 du groupe « patients » (aux positions « excentré sain » ES, « centré sain » CS, « centré atteint » CA et « excentré atteint » EA) et du groupe « sujets sains » (côté droit CD et côté gauche CG) en condition mouvement.

A la session 1, en condition mouvement, les complexes P1N1 recueillis chez le groupe « patients » sont de mêmes latences pour le champ sain et le champ atteint mais sont plus amples pour le champ sain. Dans le groupe « sujets sains », les complexes P1N1 obtenus sont de mêmes latences et d'amplitudes proches entre le champ droit et le champ gauche.

Lorsque l'on compare les 2 groupes, on observe que l'amplitude de la composante N1 du groupe « patients » est plus faible pour le champ atteint que celle recueillie chez le groupe « sujets sains », tant à droite qu'à gauche, alors que l'amplitude de la N1 du groupe « patients » pour le champ sain est comparable à celle du groupe « sujets sains » (2,74 mV pour le champ « voyant » et 1,59 mV pour le champ atteint chez les patients vs 2,59 mV pour le champ droit et 3,52 mV pour le champ gauche chez les sujets sains).

La réponse N1 du groupe « patients » présente une latence allongée par rapport au groupe « sujets sains » non seulement pour le champ atteint, mais également pour le champ sain (133 ms pour le champ « voyant » et 137 ms pour le champ atteint chez les patients vs 125 ms pour le champ droit [p=0.07] et 121 ms pour le champ gauche [p=0.05] chez les sujets sains). Cet allongement de latence de N1 du groupe « patients » est bien moindre qu'en condition couleur. Le fait que la majorité des patients présentaient un déficit visuel dissocié, prédominant sur la voie ventrale, explique possiblement cette différence.

Lors de la 2e (137 ms pour le champ « voyant » et 139 ms pour le champ atteint chez les patients vs 125 ms pour le champ droit [p=0.05] et 121 ms pour le champ gauche [p=0.05] chez les sujets sains).et de la 3e visite (136 ms pour le champ « voyant » et 127 ms pour le champ atteint chez les patients vs 125 ms pour le champ droit [p=0.05] et 121 ms pour le champ gauche [p=0.08] chez les sujets sains), les latences de la composante N1 du groupe « patients » restent légèrement plus longues que celles du groupe « sujets sains », tant pour le champ atteint que le champ sain.

3.2. IRM FONCTIONNELLE

Pour la comparaison de groupe en IRM, nous avons utilisé les contrastes individuels des sujets des 2 groupes. Par la méthode « *Two sample test* », nous avons comparé, pour la condition couleur et la condition mouvement, les activations du groupe « patients » à celles du groupe « sujets sains » (contraste **« patient vs sain »**) et les activations du groupe « sujets sains » à celles du groupe « patients » (contraste **« sain vs patient »**).

3.2.1. Perception des couleurs

La comparaison des activations cérébrales engendrées par la présentation de stimuli colorés dans le champ atteint du groupe « patients » avec celles du groupe « sujets sains » est présentée sur la figure 103.
A la session 1, le groupe « patients » présente une activation significativement plus forte de V2/V3 contro-lésionnel par rapport au groupe « sujets sains » (p<0,05).
Cette sur-activation du groupe « patient » de V2/V3 contro-lésionnel est unique et retrouvée lors des 2e et 3e visites.

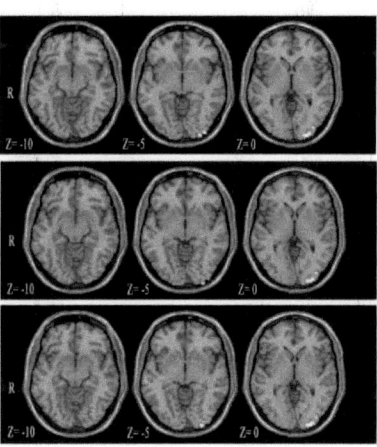

Figure 103. Contraste patients vs volontaires sains en condition couleur dans l'hémichamp gauche (atteint pour les patients) à la session 1 (haut), session 2 (centre) et session 3 (bas) ; p<0,05.

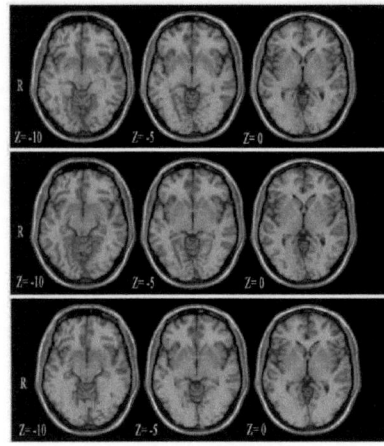

Figure 104. Contraste sujets sains vs patients en condition couleur dans l'hémichamp gauche (atteint pour les patients) à la session 1 (haut), session 2 (centre) et session 3 (bas) ; p<0,05.

La comparaison des activations cérébrales engendrées par la présentation de stimuli colorés dans le champ gauche du groupe « sujets sains » avec celles du champ atteint du groupe « patients » est présentée sur la figure 104.

A la session 1, on constate des sur-activations du groupe « sujets sains » par rapport au groupe « patients », intéressant V2, V3, V4 et V5 droits (ie ipsi-lésionnels pour les patients) et gauche (ie contro-lésionnels pour les patients).

A la session 2, les sur-activations droites (ipsi-lésionnelles) du groupe « sujets sains » sont moins étendues et n'intéressent plus que V2/V3. Sur l'hémisphère gauche (contro-lésionnel) ces sur-activations sont plus étendues sur V2, V3, V4.

A la session 3, les sur-activations du groupe « sujets sains » par rapport au groupe « patients » concernent de façon bilatérale l'ensemble du cortex visuel V1, V2, V3, V4 et V5.

3.2.2. Perception du mouvement

La comparaison des activations cérébrales engendrées par la présentation de stimuli en mouvement dans le champ atteint du groupe « patients » avec celles du groupe « sujets sains » est présentée sur la figure 105.

A aucune des 3 visites, on ne met en évidence de sur-activation significative du groupe « patients » par rapport au groupe « sujets sains ».

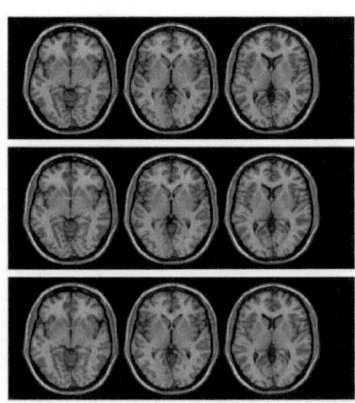

Figure 105. Contraste patients vs volontaires sains en condition mouvement dans l'hémichamp gauche (atteint pour les patients) à la session 1 (haut), session 2 (centre) et session 3 (bas) ; p<0,05.

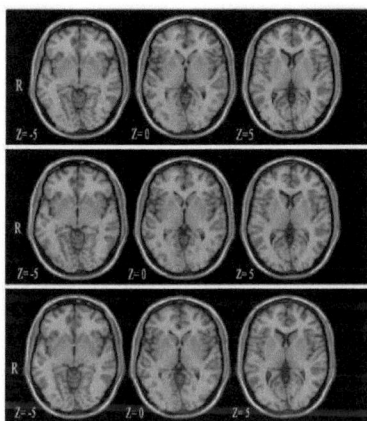

Figure 106. Contraste sujets sains vs patients en condition couleur dans l'hémichamp gauche (atteint pour les patients) à la session 1 (haut), session 2 (centre) et session 3 (bas) ; p<0,05.

La comparaison des activations cérébrales engendrées par la présentation de stimuli colorés dans le champ gauche du groupe « sujets sains » avec celles du champ atteint du groupe « patients » est présentée sur la figure 106.

A la session 1, on retrouve des sur-activations du groupe « sujets sains » concernant V2/V3 droites (ipsi-lésionneles) et V5 bilatérales.

A la session 2 et la session 3, ces sur-activations intéressent V5 bilatérales.

CHAPITRE 6 : DISCUSSION

- **Vision normale**

Cette étude est contrôlée puisque nous avons étudié un groupe de 5 volontaires sains qui nous a permis de valider le protocole. L'étude psychophysique a permis de s'assurer que le groupe présentait une vision normale (performances > 97% dans chacune des conditions). Par ailleurs, l'étude des temps de réaction a mis en évidence un traitement plus rapide de l'information visuelle en condition mouvement par rapport aux conditions forme ou couleur. Cette différence, que l'on a également observée chez tous les patients, illustre le traitement plus rapide de la voie dorsale par rapport à la voie ventrale (Schmolesky et al 1998[113], Bullier, 2001[114]).

L'étude électrophysiologique des sujets sains a permis de mettre en évidence les composantes précoces des PEV telles qu'elles sont communément décrite dans les différentes conditions : C1 (uniquement sur les électrodes médianes), P1 (à 80 ms) puis N1 (à 110 ms). Nous avons montré qu'il n'existe pas, à l'état physiologique, de différence de latence ou d'amplitude des composantes précoces des PEV entre les stimuli présenté dans l'hémi-champ droit et ceux présentés dans l'hémi-champ gauche.

Enfin, en IRM, nous avons pu mettre en évidence une activation spécifique du gyrus fusiforme postérieur, correspondant à V4 en condition couleur. Ces résultats sont en accord avec les travaux antérieurs qui avaient attribué à cette aire un rôle prépondérant dans la perception des couleurs (Lueck et al., 1989[13] ; Hadjikhani, et al., 1998[14], Zeki, McKeefry, Bartels, & Frackowiak, 1998[17]). En condition mouvement, nous avons retrouvé une activation spécifique à la jonction temporo-pariéto-occipitale correspondant à V5, telle qu'elle est classiquement décrite (Watson et al., 1993[26] ; Tootell et al., 1995[27] ; Goebel et al, 1998[28]). Outre ces activations spécifiques, il faut noter que l'on retrouve des activations de V1 ipsi-lésionnel, en contraste non spécifique, dans les 2 conditions.

- **Le déficit visuel initial.**

Aucune étude antérieure ne s'est intéressée de façon précise au déficit visuel à la phase aiguë de l'AVC. On ne retrouve dans la littérature que des travaux chez des patients hémianoptiques, à distance de leur infarctus cérébral. Notre étude illustre la diversité des déficits visuels présentés à la phase aiguë de l'infarctus de l'ACP.

En effet, certains patients présentent un déficit visuel global (DEM, PEH), d'autres un déficit dissocié : perception des couleurs déficitaire avec perception du mouvement préservée (syndrome de Riddoch [Mestre et al 1992[40] ; Zeki et Ffytche 1998[43] ; Goebel et al 2001[44] ; Schoenfeld et al 2002[45]]) chez QUM, BOA et PEA ; perception du mouvement déficitaire avec perception des couleurs préservée (Humphrey 1996 [48], Guo et al 1998 [49]) chez FOG.
Il apparaît donc que les dissociations visuelles, décrites chez les patients avec HLH chronique, existent très précocement (dans les 15 premiers jours post-AVC).

La dissociation visuelle la plus décrite dans la littérature est le syndrome de Riddoch. Dans notre étude, elle est également la plus représentée, présente chez la moitié des patients. Ceci trouve probablement une explication dans la topographie de l'infarctus cérébral. En effet, les 3 patients, qui présentent un syndrome de Riddoch, ont un infarctus touchant électivement la voie ventrale (V1 ventral, V2v, V3v, V4). FOG, qui présente la dissociation visuelle opposée (perception du mouvement déficitaire / perception des couleurs normale), a un infarctus lésant électivement la voie dorsale (V1d, V2d, V3d). Enfin, parmi les 2 patients ayant un déficit visuel global, l'un (DEM) présente une lésion touchant la voie ventrale et la voie dorsale, l'autre (PEH) a un infarctus lésant uniquement la voie ventrale.

Il existe donc globalement une bonne corrélation (5/6 patients) entre la topographie de l'infarctus et le type de déficit visuel, qui en résulte : l'atteinte élective de la voie ventrale entraine un syndrome de Riddoch ; l'atteinte élective de la voie dorsale engendre une dissociation visuelle caractérisée par une perception du mouvement déficitaire alors que celle des couleurs est conservée ; l'atteinte de la voie ventrale et de la voie dorsale aboutit à un déficit visuel global.

- **Evolution du déficit visuel.**

La récupération fonctionnelle du déficit visuel post AVC était jusqu'à présent méconnue du fait de l'absence d'étude longitudinale. Nous avons mis en évidence chez les 6 patients de notre étude que non seulement il existe une récupération fonctionnelle spontanée mais aussi que cette récupération peut être totale.

En effet, tous les patients présentent une récupération très nette durant l'étude et la moitié d'entre eux récupère totalement (QUM, FOG, PEH).

Il semble qu'il s'agisse d'une réelle restauration de la fonction et non de phénomènes de compensation. La cinétique de cette récupération s'est révélée rapide puisque l'on a retrouvé dès le 1er mois une amélioration partielle du déficit (d'abord en position centrée) puis une régression beaucoup plus nette voire totale du déficit à 3 mois (en positions centrée et excentrée).

Les seuls cas étudiés jusqu'alors dans la littérature étaient des patients qui n'avaient pas (ou partiellement) récupéré. Les cas d'évolution spontanément favorable étaient donc sous-estimés. Il sera donc intéressant d'étudier une plus grande population de patients pour évaluer les facteurs prédictifs d'une bonne récupération.

Sur cette étude de 6 patients, on peut entrevoir certains facteurs pronostiques de bonne récupération du déficit visuel.

Comme pour la récupération motrice, l'âge semble être un facteur pronostique de la récupération visuelle. En effet, l'âge moyen des patients avec récupération totale est de 55,6 ans, alors que celui des patients avec récupération partielle est de 71 ans.

Ensuite, la taille de la lésion est peut être un facteur pronostique de récupération puisque les infarctus des patients avec récupération totale sont globalement moins étendus que ceux des patients avec récupération partielle. Néanmoins, QUM, qui a un infarctus étendu, récupère totalement de son déficit.

C'est donc probablement plus le site lésionnel qui est prédictif de la récupération. En effet, ce sont les patients dont V1 est le plus lésé, qui récupèrent le moins bien. L'atteinte préférentielle de la voie ventrale ou la voie dorsale ne semble, en revanche, pas être prédictive de la récupération.

- **Corrélats électrophysiologiques.**

Chez tous les patients, il existe individuellement, en PEV, à la phase aiguë du déficit (visite n°1), des anomalies des composantes précoces des PEV, P1 et N1 (disparition complète, diminution d'amplitude, allongement des latences) pour des stimulations visuelles dans le champ "aveugle" par rapport à celles recueillies pour les stimulations dans le champ « voyant ». Ce phénomène s'observe non seulement pour les aspects déficitaires de la vision mais également pour les aspects préservés.

Par la suite, on assiste à une normalisation progressive et partielle de ces composantes précoces lors des 2e et 3e visites.

Tout se passe donc comme s'il existait une phase initiale de sidération globale, traduite par l'altération des composantes précoces attribuées aux premières phases du traitement visuel, qui se lève dès le 1er mois avec la normalisation partielle de ces composantes.

L'analyse de groupe des 6 patients fait apparaître également des anomalies des composantes précoces P1 et N1 dans les 2 conditions à la phase aigue de l'AVC qui vont partiellement se normaliser au fil de l'étude. En effet, il apparaît, à la session 1, tant en condition couleur qu'en condition mouvement, que les amplitudes des réponses N1, pour les 2 positions du champ atteint, sont inférieures à celle recueillies pour les 2 positions du champ sain.

Lors des 2e et 3e visites, cette différence d'amplitude des composantes N1 entre champ atteint et champ sain se réduit.

En revanche, contrairement aux résultats obtenus individuellement chez certains patients, on ne met pas en évidence, en analyse de groupe, de différence de latences des composantes précoces P1 et N1 entre champ sain et champ atteint, à aucune des 3 sessions.

C'est la comparaison des groupes « patients » et « sujets sains » qui met la lumière sur les anomalies de latences des PEV des patients. Effectivement, il apparaît, à la session 1, un allongement des latences de la réponse N1 du groupe « patients » par rapport au groupe « sujets sains », de l'ordre de 20 ms en condition couleur et de 10 ms en condition mouvement, non seulement pour le champ atteint, mais aussi pour le champ sain. Cet allongement de latence se réduit lors des sessions 2 et 3.

Il semble ainsi exister initialement une altération de latence de N1 qui dépasse le cadre du champ sain, provoquant un ralentissement global (champ sain et champ atteint) du traitement perceptif de la vision. Ceci doit néanmoins être pondéré par la différence d'âge qu'il existe entre les 2 groupes (29.8 ans pour le groupe « sujets sains » vs 63.3 ans pour le groupe « patients »).

Parallèlement, cette comparaison de groupe confirme la diminution initiale d'amplitude de la réponse N1 des patients pour le champ atteint, par rapport aux sujets sains, alors que, pour le champ sain, les amplitudes de la réponse N1 des patients est comparable à celle des sujets sains.

Ce phénomène est observé tant en condition couleur qu'en condition mouvement.

Lors des 2e et 3e visites, on assiste à une normalisation totale des amplitudes de la composante N1 des patients par rapport aux sujets sains, en condition couleur, et à une normalisation partielle en condition mouvement.

- **Corrélats métaboliques**

L'analyse des résultats individuels des 6 patients en IRMf apporte plusieurs éléments intéressants.

Tout d'abord il faut noter que les activations cérébrales obtenues pour les stimulations visuelles dans le champ atteint, à la phase aigue de l'AVC (session 1), sont anormales chez tous les patients, tant en condition couleur qu'en condition mouvement. Ces anomalies sont multiples et diversement associées selon les patients.

On observe, chez 2 patients (QUM et DEM) sur 6, une phase de sidération globale initiale, ou l'on ne recueille aucune activation cérébrale pour les stimulations du champ atteint, alors que le profil d'activations cérébrales obtenu pour les stimulations du champ sain est normal. Cette sidération a déjà été mise en évidence précocement après la lésion chez le singe par la technique de microstimulation directe cérébrale (Schmidlin et al 2004[123]).

Ensuite, on ne met en évidence aucune activation de V1 ipsi-lésionnel (même à un seuil statistique de p à 0,05) chez la moitié des patients (QUM, DEM, PEH). Pourtant, ces patients ne présentent qu'une atteinte très limitée du cortex visuel primaire V1.

Enfin, l'anomalie la plus communément mise en évidence chez les patients (6/6), à la phase aigue, est l'absence (4/6) ou la migration (2/6) des activations cérébrales spécifiques à la perception des couleurs (V4 ipsi-lésionnel) ou du mouvement (V5 ipsi-lésionnel).

Au fil de la récupération fonctionnelle de la vision, ces anomalies initiales disparaissent pour faire place à une phase intermédiaire caractérisée par :
- l'apparition (ou l'extension), plus ou moins constante et précoce, d'une activation de V1 ipsi-lésionnel (5/6),
- la participation transitoire de l'hémisphère contro-lésionnel, en condition couleur (2/6) et en condition mouvement (5/6)
- la perte, plus ou moins transitoire, de la sélectivité des aires fonctionnelles (V4 pour la couleur ; V5 pour le mouvement) chez la moitié des patients (PEH, PEA, BOA). Ce phénomène reflète probablement la connectivité accrue entre V4 et V5 au sein du cortex visuel lésé (Schoenfeld et al 2002[45]).

A la dernière visite, lorsque la récupération fonctionnelle de la vision est maximale, les activations cérébrales recueillies sont très différentes de celles obtenues à la phase aigue.
En effet, les activations corticales sont plus étendues. On retrouve des activations normales des aires fonctionnelles spécifiques, en condition couleur avec V4 ipsi- et péri-lésionnel chez la moitié des patients, et en condition mouvement avec V5 ipsi-lésionnel chez tous les patients. On remarque que les 3 patients qui n'ont aucune activation de V4 ipsi-lésionnel à la dernière session (BOA, PEA, DEM) sont les patients qui ont le moins bien récupéré leur perception des couleurs.
Dans de rares cas, il persiste en fin d'étude des activations spécifiques contro-lésionnelles, en condition couleur (DEM et PEA) et en condition mouvement (DEM). Or, ces 2 patients sont ceux dont la récupération a été la moins bonne.
Il semblerait, par conséquent, que la réapparition d'une activation « physiologique » spécifique (V4 ou V5, selon la condition) ipsi-lésionnelle soit associée à une bonne récupération.
A contrario, la persistance d'activations spécifiques contro-lésionnelle semble associée à une moins bonne récupération visuelle.

Ce phénomène, jamais décrit dans le domaine de la récupération fonctionnelle de la vision, est en revanche bien connu dans la récupération motrice post-AVC, où l'activation des aires ipsi-lésionnelles (SMA postérieure et BA 40 inférieure) semble être le substrat d'une bonne récupération, alors que celle des aires cérébrales contro-lésionnelles, comme S1M1 ou le cortex prémoteur, serait corrélée à un devenir fonctionnel plus médiocre. (Calautti et al., 2001[105] ; Loubinoux et al., 2003[32]; Ward et al., 2003[98]).

Les résultats de l'analyse de groupe des 6 patients apportent plusieurs éléments complémentaires à l'étude individuelle.

Tout d'abord, comme nous avions pu l'observer individuellement chez certains patients, l'analyse de groupe met en évidence une activation plus ou moins précoce, selon les conditions, de V1 ipsi- et péri-lésionnel durant la récupération fonctionnelle de la vision. Il s'agit là d'une observation essentielle, qui conduit à l'hypothèse que la récupération visuelle est médiée, non pas par des afférences sous corticales directes sur les aires extra-striées, comme le pensent certains auteurs (Zeki et Ffytche 1998 [43] ; Barbur et al 1993 [42] ; Goeble et al 2001 [44] ; Schoenfeld et al 2002 [45]), mais plutôt à partir des zones préservées de V1, comme l'évoquent d'autres (Fendrich et al 1992 [54] ; Scharli et al 1999 [55] ; Morland et al 2004 [56]).
Comme nous l'avons déjà souligné, ce phénomène n'est observé qu'en condition couleur.
En condition mouvement, à aucune des 3 visites, on ne met en évidence d'activation de V1 ipsi-lésionnel, malgré de larges activation des aires extra-striées de la voie dorsale. Ainsi, à la différence de la perception des couleurs, la récupération fonctionnelle de la pereption du mouvement se fait possiblement à partir d'afférences directes sur les aires extra-striées (Zeki et Ffytche 1998 [43] ; Barbur et al 1993 [42] ; Goeble et al 2001 [44] ; Schoenfeld et al 2002 [45]). Or, l'existence de ces afférences directes est actuellement démontrée uniquement sur l'aire MT du singe, équivalent de V5 chez l'homme (Standage et Benevento, 1983[59], Sincich et al 2004 [60]).

Ensuite, l'analyse de groupe confirme la participation transitoire, plus ou moins précoce, de l'hémisphère contro-lésionnel durant la récupération fonctionnelle, tant en condition couleur qu'en condition mouvement. Ce phénomène de plasticité cérébrale a récemment été décrit, en IRMf, chez des patients présentant une lésion ischémique de V1 (Nelles et al 2007[124]).

Enfin, la perte de sélectivité des aires fonctionnelles, reflet d'une connectivité accrue après lésion du cortex strié (Schoenfeld et al 2002[45]), ressort également de l'analyse de groupe, notamment en condition couleur, ou l'on retrouve, en contraste spécifique, une co-activation de V4 (aire physiologiquement dediée au traitement perceptif des couleurs) et V5 (aire physiologiquement spécialisée dans le traitement du mouvement) à la derniere session.

- **Mécanismes de la récupération fonctionnelle**

Le nombre limité de patients dans cette étude rend difficile et aléatoire toute théorie explicative sur les mécanismes de la récupération fonctionnelle visuelle. Néanmoins, plusieurs pistes peuvent être dégagées et méritent d'être testées sur une plus grande population de patients.

Tout d'abord, à la phase aigue de l'AVC, lorsque les patients sont le plus déficitaires, il existe d'importantes anomalies dans toutes les conditions, tant en électrophysiologie qu'en IRMf.
En effet, l'analyse des PEV met en évidence l'absence ou des anomalies de latences et d'amplitude des composantes précoces P1 et N1, attribuées aux étapes perceptives du traitement de la vision. L'anomalie la plus communément observée est la diminution d'amplitude de la composante N1 pour les stimulations du champ atteint, comparativement à celles du champ sain.
Mais, la comparaison du groupe « patients » au groupe « sujets sains » met en évidence un « ralentissement » global initial du traitement perceptif des patients, caractérisé par un allongement de latence de la composante N1, non seulement pour le champ atteint, mais aussi pour le champ sain.
En IRMf, on observe de façon variable, d'un patient à l'autre, une sidération globale ou une absence d'activation de V1. La seule anomalie constante chez tous les patient est la perte des activations spécifique à la couleur (V4 ipsi-lésionnel) et au mouvement (V5 ipsi-lésionnel)

Après la phase aigue, où les anomalies électrophysiologiques et métaboliques sont majeures, des phénomènes de plasticité cérébrale se mettent ensuite en place et l'on voit apparaître, parallèlement à la récupération fonctionnelle, des modifications des PEV et des activations cérébrales.
En électrophysiologie, on assiste effectivement à une normalisation plus ou moins complète des latences et des amplitudes des réponses P1 et N1 au fil de la récupération.
En IRMf, on voit apparaître durant l'évolution (plus ou moins précocement) une activation de V1 ipsi- et péri-lésionnel chez la plupart des patients. Ceci est particulièrement visible en condition couleur (4/6 patients), beaucoup moins en condition mouvement (2/6 patients).
L'analyse de groupe met, elle aussi, en évidence cette divergence, selon la condition étudiée, puisque l'activation de V1 ipsi-lésionnel est observée dès la session 2, en condition couleur, alors qu'aucune activation de cette aire n'est retrouvée en condition mouvement lors des 3 sessions.
Il est difficile de savoir si cette absence d'activation de V1 ipsi-lésionnel en condition mouvement est due à un manque de puissance statistique ou s'il existe 2 mécanismes de récupération fonctionnelle différents pour la perception des couleurs et celles du mouvement.
En effet, les 2 principales théories actuellement avancées pour expliquer la récupération fonctionnelle de la vision après lésion de V1 co-existent peut-être avec, pour la perception des

couleur, une récupération fonctionnelle à partir d'îlots préservés de V1 (Fendrich et al 1992 [54] ; Scharli et al 1999 [55] ; Morland et al 2004 [56]) et, pour la perception du mouvement, une récupération médiée par des afférences directes sur les aires extra-striées (Zeki et Ffytche 1998 [43] ; Barbur et al 1993 [42] ; Goeble et al 2001 [44] ; Schoenfeld et al 2002 [45]), qui deviennent fonctionnelles après la lésion de V1.

Ce mécanisme de récupération différent pour la perception du mouvement est d'autant plus plausible que l'existence de ces afférences directes sur les aires extra-striées est actuellement démontrée chez le singe uniquement sur MT, équivalent de V5 chez l'homme (Standage et Benevento, 1983[59], Sincich et al 2004 [60]).

Par ailleurs, comme nous l'avons vu plus tôt, la perte de sélectivité des aires fonctionnelle est un phénomène que nous avons observé individuellement chez certains patients, mais également en analyse de groupe (en condition couleur). On l'observe souvent transitoirement (à 1 mois) durant la récupération. Sa persistance (à 3 mois) est peut être corrélée à une moins bonne récupération, puisqu'elle est observée chez les 2 patients dont la récupération a été la plus faible.

Enfin, il apparaît quasi-systématiquement, tant en analyse individuelle, qu'en analyse de groupe, une participation plus ou moins transitoire de l'hémisphère contro-lésionnel durant la récupération fonctionnelle, soulevant l'hypothèse d'un jeu de balance inter-hémisphérique, avec la levée d'inhibitions trans-calleuses consécutive à la lésion, tel qu'il a été évoqué dans le domaine de la récupération motrice (Calautti et al 2003[108]) ou du langage (Rijntjes et al 2002[125]).

Comme nous l'avons développé précédemment, il semblerait que la persistance d'activations spécifiques contro-lésionnelle soit associée à une moins bonne récupération visuelle, alors que la réapparition des activations cérébrales spécifiques ipsi-lésionnelle s'associe à une bonne récupération.

CONCLUSION

L'originalité de ce travail réside dans l'étude précoce (J1 à J30 post-AVC) du déficit visuel d'une part et dans son suivi longitudinal sur 3 mois d'autre part. Grâce à une approche tridimensionnelle (psychophysique, électrophysiologique et métabolique), plusieurs informations novatrices sont apportées :

- ➢ Le déficit visuel n'est pas toujours global initialement et les dissociations visuelles décrites chez les patients hémianoptiques chroniques peuvent exister très précocement (dès J10 post-AVC).

- ➢ Ces dissociations visuelles sont corrélées à la topographie de la lésion (déficit sélectif à la perception des couleurs pour les lésions touchant préférentiellement la voie ventrale ; déficit sélectif à la perception du mouvement pour les lésions touchant préférentiellement la voie dorsale).

- ➢ Il existe une récupération fonctionnelle visuelle spontanée précoce après infarctus de l'ACP, qui a été totale (au 3e mois post-AVC) chez plusieurs patients, malgré des lésions différentes, des déficits initiaux différents, des âges différents et des sexes différents.

- ➢ Le déficit visuel et sa récupération fonctionnelle ont des corrélats tant en PEV qu'en IRMf.

- ➢ L'évolution de ces corrélats électrophysiologiques et métaboliques au fil de la récupération fonctionnelle permet de dégager plusieurs pistes explicatives des mécanismes sous jacents : récupération de la perception des couleurs à partir des îlots préservés de V1, récupération de la perception du mouvement par les afférences sous-corticales directes sur les aires extra-striées, participation transitoire de l'hémisphère contro-lésionnel, perte partielle de la sélectivité des aires visuelles spécifiques.

➢ Certains facteurs pronostiques semblent se dégager : l'âge, l'étendue de l'atteinte de V1, la réapparition des activations « physiologiques » ipsi-lésionnelles, la persistance des activations « anormales » contro-lésionnelles.

Ces données novatrices méritent d'être approfondies sur une population plus vaste. A cet effet, nous continuons d'inclure des patients dans le cadre d'un PHRC sur 3 ans. Nous espérons ainsi pouvoir apporter des données plus robustes sur la récupération fonctionnelle visuelle, servant de base pour la réalisation ultérieure d'essais cliniques évaluant une molécule et/ou une technique de rééducation, qui puisse améliorer cette récupération.

Enfin, nous espérons avoir mis en avant, par la nature variable du déficit visuel et l'existence d'une récupération fonctionnelle, l'intérêt d'une évaluation du handicap visuel en pratique clinique. En effet, à l'heure actuelle, l'évaluation clinique du déficit visuel est beaucoup trop succincte, comparativement à celle des déficits moteurs, neuropsychologiques ou du langage. Une évaluation objective et subjective du handicap visuel doit être réalisée afin d'apprécier l'importance du déficit, sa nature (déficit global / dissociation visuelle), son retentissement sur la vie quotidienne et son évolution dans le temps.

REFERENCES

1. Imbert M. La neurobiologie de l'image. La recherche. 1983;14:600-613
2. Wandell B. Foundations of vision. Sunderland, Mass, Sinauer Associates Inc. 1995
3. Bullier J, Girard, P et al. The role of area 17 in the transfert of information to extra striate visual cortex. Primary visual cortex in primates. A. Peters and k.S. Rockland. Plenum Pub Corp. 1994;10:301-330
4. Sereno MI, Dale AM, Reppas JB, Kwong KK, Belliveau JW, Brady TJ, Rosen BR, Tootell RB. Borders of multiple visual areas in humans revealed by functional magnetic resonance imaging. Science. 1995;268:889-893
5. Tootell RB, Dale AM, Sereno MI, Malach R. New images from human visual cortex. Trends Neurosci. 1996;19:481-489
6. Zilles K, & Clarke, S. Architecture, connectivity, and transmitter receptors of human extrastriate visual cortex: Comparison with nonhuman primates. In k. S. Rockland, j. H. Kaas, & a. Peters. Cerebral cortex. 1997;12:673-742
7. Mishkin M, Ungerleider, L. G., & Macko, K. A. Object vision and spatial vision: Two cortical pathways, Trends in Neuroscience. 1983;6:414-417
8. Haxby JV, Grady CL, Horwitz B, Ungerleider LG, Mishkin M, Carson RE, Herscovitch P, Schapiro MB, Rapoport SI. Dissociation of object and spatial visual processing pathways in human extrastriate cortex. Proc Natl Acad Sci U S A. 1991;88:1621-1625
9. Le S, Cardebat D, Boulanouar K, Henaff MA, Michel F, Milner D, Dijkerman C, Puel M, Demonet JF. Seeing, since childhood, without ventral stream: A behavioural study. Brain. 2002;125:58-74
10. Barone P, Batardiere A, Knoblauch K, Kennedy H. Laminar distribution of neurons in extrastriate areas projecting to visual areas v1 and v4 correlates with the hierarchical rank and indicates the operation of a distance rule. J Neurosci. 2000;20:3263-3281
11. Cowey A. Cortical visual areas and the neurobiology of higher visual processes. M. J. Farah, & g. Ratcliff, the neuropsychology of high-level vision. Hillsdale, NJ: Lawrence Erlbaum.; 1994:3-31.
12. Heywood CA, Cowey A. On the role of cortical area v4 in the discrimination of hue and pattern in macaque monkeys. J Neurosci. 1987;7:2601-2617
13. Lueck CJ, Zeki S, Friston KJ, Deiber MP, Cope P, Cunningham VJ, Lammertsma AA, Kennard C, Frackowiak RS. The colour centre in the cerebral cortex of man. Nature. 1989;340:386-389
14. Hadjikhani N, Liu AK, Dale AM, Cavanagh P, Tootell RB. Retinotopy and color sensitivity in human visual cortical area v8. Nat Neurosci. 1998;1:235-241
15. Meadows JC. Disturbed perception of colours associated with localized cerebral lesions. Brain. 1974;97:615-632
16. McKeefry DJ, Zeki S. The position and topography of the human colour centre as revealed by functional magnetic resonance imaging. Brain. 1997;120 (Pt 12):2229-2242
17. Zeki S, McKeefry DJ, Bartels A, Frackowiak RS. Has a new color area been discovered? Nat Neurosci. 1998;1:335-336
18. Zeki S. Improbable areas in the visual brain. Trends Neurosci. 2003;26:23-26
19. Gallant JL, Braun J, Van Essen DC. Selectivity for polar, hyperbolic, and cartesian gratings in macaque visual cortex. Science. 1993;259:100-103

20. Gallant JL, Connor CE, Rakshit S, Lewis JW, Van Essen DC. Neural responses to polar, hyperbolic, and cartesian gratings in area v4 of the macaque monkey. J Neurophysiol. 1996;76:2718-2739
21. Wilkinson F, James TW, Wilson HR, Gati JS, Menon RS, Goodale MA. An fmri study of the selective activation of human extrastriate form vision areas by radial and concentric gratings. Curr Biol. 2000;10:1455-1458
22. Gallant JL, Shoup RE, Mazer JA. A human extrastriate area functionally homologous to macaque v4. Neuron. 2000;27:227-235
23. Van Essen DC, Maunsell JH, Bixby JL. The middle temporal visual area in the macaque: Myeloarchitecture, connections, functional properties and topographic organization. J Comp Neurol. 1981;199:293-326
24. Snowden RJ, Treue S, Andersen RA. The response of neurons in areas v1 and mt of the alert rhesus monkey to moving random dot patterns. Exp Brain Res. 1992;88:389-400
25. Zeki S. Cerebral akinetopsia (visual motion blindness). A review. Brain. 1991;114 (Pt 2):811-824
26. Watson JD, Myers R, Frackowiak RS, Hajnal JV, Woods RP, Mazziotta JC, Shipp S, Zeki S. Area v5 of the human brain: Evidence from a combined study using positron emission tomography and magnetic resonance imaging. Cereb Cortex. 1993;3:79-94
27. Tootell RB, Reppas JB, Kwong KK, Malach R, Born RT, Brady TJ, Rosen BR, Belliveau JW. Functional analysis of human mt and related visual cortical areas using magnetic resonance imaging. J Neurosci. 1995;15:3215-3230
28. Goebel R, Khorram-Sefat D, Muckli L, Hacker H, Singer W. The constructive nature of vision: Direct evidence from functional magnetic resonance imaging studies of apparent motion and motion imagery. Eur J Neurosci. 1998;10:1563-1573
29. Ellison A, Battelli L, Cowey A, Walsh V. The effect of expectation on facilitation of colour/form conjunction tasks by tms over area v5. Neuropsychologia. 2003;41:1794-1801
30. Antal A, Varga ET, Nitsche MA, Chadaide Z, Paulus W, Kovacs G, Vidnyanszky Z. Direct current stimulation over mt+/v5 modulates motion aftereffect in humans. Neuroreport. 2004;15:2491-2494
31. Nassi JJ, Lyon DC, Callaway EM. The parvocellular lgn provides a robust disynaptic input to the visual motion area mt. Neuron. 2006;50:319-327
32. Loubinoux I, Carel C, Pariente J, Dechaumont S, Albucher JF, Marque P, Manelfe C, Chollet F. Correlation between cerebral reorganization and motor recovery after subcortical infarcts. Neuroimage. 2003;20:2166-2180
33. Cardebat D, Demonet JF, De Boissezon X, Marie N, Marie RM, Lambert J, Baron JC, Puel M. Behavioral and neurofunctional changes over time in healthy and aphasic subjects: A pet language activation study. Stroke. 2003;34:2900-2906
34. Leger A, Demonet JF, Ruff S, Aithamon B, Touyeras B, Puel M, Boulanouar K, Cardebat D. Neural substrates of spoken language rehabilitation in an aphasic patient: An fmri study. Neuroimage. 2002;17:174-183
35. Brandt T, Steinke W, Thie A, Pessin MS, Caplan LR. Posterior cerebral artery territory infarcts: Clinical features, infarct topography, causes and outcome. Multicenter results and a review of the literature. Cerebrovasc Dis. 2000;10:170-182
36. Brandt T, Thie A, Caplan LR, Hacke W. [infarcts in the brain areas supplied by the posterior cerebral artery. Clinical aspects, pathogenesis and prognosis]. Nervenarzt. 1995;66:267-274
37. Cals N, Devuyst G, Afsar N, Karapanayiotides T, Bogousslavsky J. Pure superficial posterior cerebral artery territory infarction in the lausanne stroke registry. J Neurol. 2002;249:855-861
38. Gray CS, French JM, Bates D, Cartlidge NE, Venables GS, James OF. Recovery of visual fields in acute stroke: Homonymous hemianopia associated with adverse prognosis. Age Ageing. 1989;18:419-421

39. Riddoch GDovpdtoi, with especial reference to appreciation of movement. Brain 1917;40:15-57. Dissociation of visual perceptions due to occipital injuries, with especial reference to appreciation of movement. Brain. 1917;40:15-57
40. Mestre DR, Brouchon M, Ceccaldi M, Poncet M. Perception of optical flow in cortical blindness: A case report. Neuropsychologia. 1992;30:783-795
41. Ceccaldi M, Mestre D, Brouchon M, Balzamo M, Poncet M. [ambulatory autonomy and visual motion perception in a case of almost total cortical blindness]. Rev Neurol (Paris). 1992;148:343-349
42. Barbur JL, Watson JD, Frackowiak RS, Zeki S. Conscious visual perception without v1. Brain. 1993;116 (Pt 6):1293-1302
43. Zeki S, Ffytche DH. The riddoch syndrome: Insights into the neurobiology of conscious vision. Brain. 1998;121 (Pt 1):25-45
44. Goebel R, Muckli L, Zanella FE, Singer W, Stoerig P. Sustained extrastriate cortical activation without visual awareness revealed by fmri studies of hemianopic patients. Vision Res. 2001;41:1459-1474
45. Schoenfeld MA, Noesselt T, Poggel D, Tempelmann C, Hopf JM, Woldorff MG, Heinze HJ, Hillyard SA. Analysis of pathways mediating preserved vision after striate cortex lesions. Ann Neurol. 2002;52:814-824
46. Rovamo J, Hyvarinen, L, Hari, R. . Human vision without luminance-contrast system: Selective recovery of the red-green colour-contrast system from acquired blindness. Doc Ophthalmol Proc Ser. 1982;33:457-466
47. Milner AD, Heywood CA. A disorder of lightness discrimination in a case of visual form agnosia. Cortex. 1989;25:489-494
48. Humphrey G. The mccollough effect: Misperception and reality. Visual constancies: Why things look as they do. Cambridge: Cambridge university press. 1996
49. Guo K, Benson PJ, Blakemore C. Residual motion discrimination using colour information without primary visual cortex. Neuroreport. 1998;9:2103-2107
50. Weiskrantz L. Blindsight: A case study and implications.; 1986.
51. Poppel E, Held R, Frost D. Leter: Residual visual function after brain wounds involving the central visual pathways in man. Nature. 1973;243:295-296
52. Stoerig P, Cowey A. Blindsight in man and monkey. Brain. 1997;120 (Pt 3):535-559
53. Azzopardi P, Cowey A. Is blindsight like normal, near-threshold vision? Proc Natl Acad Sci U S A. 1997;94:14190-14194
54. Fendrich R, Wessinger CM, Gazzaniga MS. Residual vision in a scotoma: Implications for blindsight. Science. 1992;258:1489-1491
55. Scharli H, Harman AM, Hogben JH. Residual vision in a subject with damaged visual cortex. J Cogn Neurosci. 1999;11:502-510
56. Morland AB, Le S, Carroll E, Hoffmann MB, Pambakian A. The role of spared calcarine cortex and lateral occipital cortex in the responses of human hemianopes to visual motion. J Cogn Neurosci. 2004;16:204-218
57. Kaas JH, Krubitzer LA. Area 17 lesions deactivate area mt in owl monkeys. Vis Neurosci. 1992;9:399-407
58. Kentridge R, Heywood, CA, Weiskrantz, L. Residual vision in multiple retinal locations within a scotoma: Implications for blindsight. J Cogn Neurosci. 1997;9:191-202
59. Standage GP, Benevento LA. The organization of connections between the pulvinar and visual area mt in the macaque monkey. Brain Res. 1983;262:288-294
60. Sincich LC, Park KF, Wohlgemuth MJ, Horton JC. Bypassing v1: A direct geniculate input to area mt. Nat Neurosci. 2004;7:1123-1128
61. Zihl J. Recovery of visual functions in patients with cerebral blindness. Effect of specific practice with saccadic localization. Exp Brain Res. 1981;44:159-169
62. Kerkhoff G, Munssinger U, Meier EK. Neurovisual rehabilitation in cerebral blindness. Arch Neurol. 1994;51:474-481

63. Julkunen L, Tenovuo O, Jaaskelainen S, Hamalainen H. Rehabilitation of chronic post-stroke visual field defect with computer-assisted training: A clinical and neurophysiological study. Restor Neurol Neurosci. 2003;21:19-28
64. Pambakian A, Currie J, Kennard C. Rehabilitation strategies for patients with homonymous visual field defects. J Neuroophthalmol. 2005;25:136-142
65. Wiesel TN, Hubel DH. Effects of visual deprivation on morphology and physiology of cells in the cats lateral geniculate body. J Neurophysiol. 1963;26:978-993
66. Batch-y-Rita P. Brain plasticity. Rehabilitation medicine. 1988:113-118
67. Cotman CW, Nieto-Sampedro M. Progress in facilitating the recovery of function after central nervous system trauma. Ann N Y Acad Sci. 1985;457:83-104
68. Finger SSD. Brain damage and recovery. Academic Press, New York. 1982
69. Vital-Durand FJ, M. Aspects of neural plasticity. INSERM. 1975
70. Kew JJ, Halligan PW, Marshall JC, Passingham RE, Rothwell JC, Ridding MC, Marsden CD, Brooks DJ. Abnormal access of axial vibrotactile input to deafferented somatosensory cortex in human upper limb amputees. J Neurophysiol. 1997;77:2753-2764
71. Giraux P, Sirigu A, Schneider F, Dubernard JM. Cortical reorganization in motor cortex after graft of both hands. Nat Neurosci. 2001;4:691-692
72. Rijntjes M, Tegenthoff M, Liepert J, Leonhardt G, Kotterba S, Muller S, Kiebel S, Malin JP, Diener HC, Weiller C. Cortical reorganization in patients with facial palsy. Ann Neurol. 1997;41:621-630
73. Seitz RJ, Huang Y, Knorr U, Tellmann L, Herzog H, Freund HJ. Large-scale plasticity of the human motor cortex. Neuroreport. 1995;6:742-744
74. Rascol O, Sabatini U, Chollet F, Celsis P, Montastruc JL, Marc-Vergnes JP, Rascol A. Supplementary and primary sensory motor area activity in parkinson's disease. Regional cerebral blood flow changes during finger movements and effects of apomorphine. Arch Neurol. 1992;49:144-148
75. Jenkins IH, Fernandez W, Playford ED, Lees AJ, Frackowiak RS, Passingham RE, Brooks DJ. Impaired activation of the supplementary motor area in parkinson's disease is reversed when akinesia is treated with apomorphine. Ann Neurol. 1992;32:749-757
76. Rascol O, Sabatini U, Chollet F, Fabre N, Senard JM, Montastruc JL, Celsis P, Marc-Vergnes JP, Rascol A. Normal activation of the supplementary motor area in patients with parkinson's disease undergoing long-term treatment with levodopa. J Neurol Neurosurg Psychiatry. 1994;57:567-571
77. Nudo RJ. Retuning the misfiring brain. Proc Natl Acad Sci U S A. 2003;100:7425-7427
78. Baron J, Bousser M, Comar D, Castaigne P. "crossed cerebellar diaschisis" in human supratentorial brain infarction. Trans Amer Neurol Ass. 1980;105:459-461
79. Weiller C, Chollet F, Friston KJ, Wise RJ, Frackowiak RS. Functional reorganization of the brain in recovery from striatocapsular infarction in man. Ann Neurol. 1992;31:463-472
80. Bowler JV, Wade JP, Jones BE, Nijran K, Jewkes RF, Cuming R, Steiner TJ. Contribution of diaschisis to the clinical deficit in human cerebral infarction. Stroke. 1995;26:1000-1006
81. Seitz RJ, Azari NP, Knorr U, Binkofski F, Herzog H, Freund HJ. The role of diaschisis in stroke recovery. Stroke. 1999;30:1844-1850
82. Karni A, Meyer G, Jezzard P, Adams MM, Turner R, Ungerleider LG. Functional mri evidence for adult motor cortex plasticity during motor skill learning. Nature. 1995;377:155-158
83. Dolphin AC, Errington ML, Bliss TV. Long-term potentiation of the perforant path in vivo is associated with increased glutamate release. Nature. 1982;297:496-498
84. Artola A, Singer W. Long-term potentiation and nmda receptors in rat visual cortex. Nature. 1987;330:649-652

85. Corbett D. Long term potentiation of lateral hypothalamic self-stimulation following parabrachial lesions in the rat. Brain Res Bull. 1980;5:637-642
86. Keller A, Pavlides C, Asanuma H. Long-term potentiation in the cat somatosensory cortex. Neuroreport. 1990;1:49-52
87. Hopkins WF, Johnston D. Frequency-dependent noradrenergic modulation of long-term potentiation in the hippocampus. Science. 1984;226:350-352
88. Olpe HR, Karlsson G. The effects of baclofen and two gabab-receptor antagonists on long-term potentiation. Naunyn Schmiedebergs Arch Pharmacol. 1990;342:194-197
89. Dobkin B. Activity-dependent learning contributes to motor recovery. Comment on. Ann Neurol. 1988;44:255-258
90. Jones T, Schallert T. Overgrowth and pruning of dendrites in adults rats recovering from neocortical damage. Brain Res. 1992;581:156-160
91. Chollet F, DiPiero V, Wise RJ, Brooks DJ, Dolan RJ, Frackowiak RS. The functional anatomy of motor recovery after stroke in humans: A study with positron emission tomography. Ann Neurol. 1991;29:63-71
92. Marque P, Felez A, Puel M, Demonet JF, Guiraud-Chaumeil B, Roques CF, Chollet F. Impairment and recovery of left motor function in patients with right hemiplegia. J Neurol Neurosurg Psychiatry. 1997;62:77-81
93. Weiller C, Ramsay SC, Wise RJ, Friston KJ, Frackowiak RS. Individual patterns of functional reorganization in the human cerebral cortex after capsular infarction. Ann Neurol. 1993;33:181-189
94. Warburton E, Price CJ, Swinburn K, Wise RJ. Mechanisms of recovery from aphasia: Evidence from positron emission tomography studies. J Neurol Neurosurg Psychiatry. 1999;66:155-161
95. Heiss WD, Karbe H, Weber-Luxenburger G, Herholz K, Kessler J, Pietrzyk U, Pawlik G. Speech-induced cerebral metabolic activation reflects recovery from aphasia. J Neurol Sci. 1997;145:213-217
96. Kew JJ, Leigh PN, Playford ED, Passingham RE, Goldstein LH, Frackowiak RS, Brooks DJ. Cortical function in amyotrophic lateral sclerosis. A positron emission tomography study. Brain. 1993;116 (Pt 3):655-680
97. Tombari D, Loubinoux I, Pariente J, Gerdelat A, Albucher JF, Tardy J, Cassol E, Chollet F. A longitudinal fmri study: In recovering and then in clinically stable sub-cortical stroke patients. Neuroimage. 2004;23:827-839
98. Ward NS, Brown MM, Thompson AJ, Frackowiak RS. Neural correlates of outcome after stroke: A cross-sectional fmri study. Brain. 2003;126:1430-1448
99. Ward NS, Brown MM, Thompson AJ, Frackowiak RS. Neural correlates of motor recovery after stroke: A longitudinal fmri study. Brain. 2003;126:2476-2496
100. Calautti C, Leroy F, Guincestre JY, Baron JC. Dynamics of motor network overactivation after striatocapsular stroke: A longitudinal pet study using a fixed-performance paradigm. Stroke. 2001;32:2534-2542
101. Fries W, Danek A, Scheidtmann K, Hamburger C. Motor recovery following capsular stroke. Role of descending pathways from multiple motor areas. Brain. 1993;116 (Pt 2):369-382
102. Jorgensen HS, Nakayama H, Raaschou HO, Vive-Larsen J, Stoier M, Olsen TS. Outcome and time course of recovery in stroke. Part ii: Time course of recovery. The copenhagen stroke study. Arch Phys Med Rehabil. 1995;76:406-412
103. Jorgensen HS, Nakayama H, Raaschou HO, Vive-Larsen J, Stoier M, Olsen TS. Outcome and time course of recovery in stroke. Part i: Outcome. The copenhagen stroke study. Arch Phys Med Rehabil. 1995;76:399-405
104. Nakayama H, Jorgensen HS, Raaschou HO, Olsen TS. Recovery of upper extremity function in stroke patients: The copenhagen stroke study. Arch Phys Med Rehabil. 1994;75:394-398

105. Calautti C, Leroy F, Guincestre JY, Marie RM, Baron JC. Sequential activation brain mapping after subcortical stroke: Changes in hemispheric balance and recovery. Neuroreport. 2001;12:3883-3886
106. Johansen-Berg H, Rushworth MF, Bogdanovic MD, Kischka U, Wimalaratna S, Matthews PM. The role of ipsilateral premotor cortex in hand movement after stroke. Proc Natl Acad Sci U S A. 2002;99:14518-14523
107. Marshall RS, Perera GM, Lazar RM, Krakauer JW, Constantine RC, DeLaPaz RL. Evolution of cortical activation during recovery from corticospinal tract infarction. Stroke. 2000;31:656-661
108. Calautti C, Baron JC. Functional neuroimaging studies of motor recovery after stroke in adults: A review. Stroke. 2003;34:1553-1566
109. Fujii Y, Nakada T. Cortical reorganization in patients with subcortical hemiparesis: Neural mechanisms of functional recovery and prognostic implication. J Neurosurg. 2003;98:64-73
110. Ward NS, Newton JM, Swayne OB, Lee L, Thompson AJ, Greenwood RJ, Rothwell JC, Frackowiak RS. Motor system activation after subcortical stroke depends on corticospinal system integrity. Brain. 2006;129:809-819
111. Loubinoux I, Dechaumont-Palacin S, Castel-Lacanal E, De Boissezon X, Marque P, Pariente J, Albucher JF, Berry I, Chollet F. Prognostic value of fmri in recovery of hand function in subcortical stroke patients. Cereb Cortex. 2007
112. James AC. The pattern-pulse multifocal visual evoked potential. Invest Ophthalmol Vis Sci. 2003;44:879-890
113. Schmolesky MT, Wang Y, Hanes DP, Thompson KG, Leutgeb S, Schall JD, Leventhal AG. Signal timing across the macaque visual system. J Neurophysiol. 1998;79:3272-3278
114. Bullier J. Integrated model of visual processing. Brain Res Brain Res Rev. 2001;36:96-107
115. Ikeda H, Nishijo H, Miyamoto K, Tamura R, Endo S, Ono T. Generators of visual evoked potentials investigated by dipole tracing in the human occipital cortex. Neuroscience. 1998;84:723-739
116. Di Russo F, Martinez A, Sereno MI, Pitzalis S, Hillyard SA. Cortical sources of the early components of the visual evoked potential. Hum Brain Mapp. 2002;15:95-111
117. Stiers P, Peeters R, Lagae L, Van Hecke P, Sunaert S. Mapping multiple visual areas in the human brain with a short fmri sequence. Neuroimage. 2006;29:74-89
118. ffytche DH, Howseman A, Edwards R, Sandeman DR, Zeki S. Human area v5 and motion in the ipsilateral visual field. Eur J Neurosci. 2000;12:3015-3025
119. Justino L, Kergoat H, Kergoat MJ. Changes in the retinocortical evoked potentials in subjects 75 years of age and older. Clin Neurophysiol. 2001;112:1343-1348
120. Taroyan NA, Thiyagesh S, Vigon L, Buckley D, Woodruff PW, Young C, Saatchi R, Frisby JP. The effects of ageing on stereopsis. A vep study. Doc Ophthalmol. 2004;108:185-196
121. Huettel SA, Singerman JD, McCarthy G. The effects of aging upon the hemodynamic response measured by functional mri. Neuroimage. 2001;13:161-175
122. Tekes A, Mohamed MA, Browner NM, Calhoun VD, Yousem DM. Effect of age on visuomotor functional mr imaging. Acad Radiol. 2005;12:739-745
123. Schmidlin E, Wannier T, Bloch J, Rouiller EM. Progressive plastic changes in the hand representation of the primary motor cortex parallel incomplete recovery from a unilateral section of the corticospinal tract at cervical level in monkeys. Brain Res. 2004;1017:172-183
124. Nelles G, de Greiff A, Pscherer A, Forsting M, Gerhard H, Esser J, Diener HC. Cortical activation in hemianopia after stroke. Neurosci Lett. 2007;426:34-38
125. Rijntjes M, Weiller C. Recovery of motor and language abilities after stroke: The contribution of functional imaging. Prog Neurobiol. 2002;66:109-122

NOM: RAPOSO   Prénom : Nicolas

TITRE : *PERCEPTION VISUELLE AU COURS DE L'INFARCTUS SUPERFICIEL DE L'ARTERE CEREBRALE POSTERIEURE : HISTOIRE NATURELLE ET MECANISMES DE LA RECUPERATION SPONTANEE.*

Ville et date de soutenance : Toulouse, le 25 Octobre 2007

RESUME:

Objectif : Le handicap visuel secondaire à l'AVC est actuellement sous-évalué. Pour améliorer sa prise en charge, nous voulons décrire l'histoire naturelle du déficit visuel et comprendre les mécanismes de récupération fonctionnelle.

Méthodologie : Nous avons étudié la perception visuelle de 6 patients ayant présenté un infarctus de l'artère cérébrale postérieure (de la phase aiguë au 3e mois), selon 3 aspects : psychophysique, PEV et IRM fonctionnelle.

Résultats : Malgré des déficits visuels différents (global ou dissocié), la récupération fonctionnelle est souvent complète. En PEV, les composantes P1 et N1, initialement anormales se normalisent progressivement. En IRM, après une phase initiale d'activations cérébrales anormales, se développent des phénomènes de plasticité cérébrale permettant d'appréhender les mécanismes de la récupération fonctionnelle.

TITRE en anglais: *Visual perception in cerebral posterior artery infarct: Natural history and mechanisms of spontaneous recovery*

DISCIPLINE ADMINISTRATIVE : MEDECINE SPECIALISEE CLINIQUE

MOTS-CLES : *Accident vasculaire cérébral, récupération fonctionnelle, plasticité cérébrale, aires visuelles corticales, Imagerie par Résonance Magnétique fonctionnelle, Potentiels Evoqués Visuels.*

Faculté de Médecine Toulouse-Purpan. - 37, Allées Jules Guesde - BP 7202

31073 Toulouse Cedex 7.

Directeur de thèse : Pr CHOLLET François

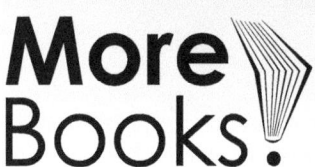
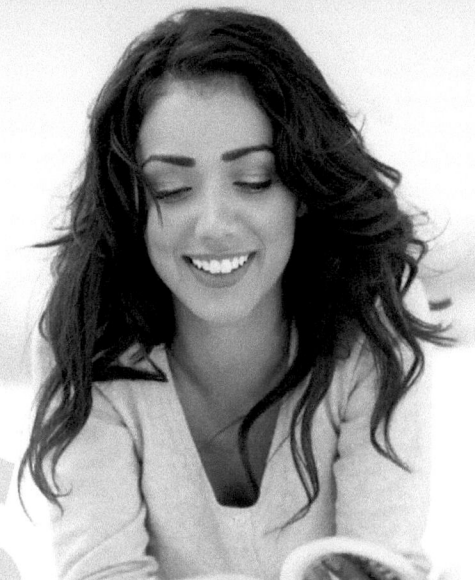

Oui, je veux morebooks!

i want morebooks!

Buy your books fast and straightforward online - at one of world's fastest growing online book stores! Environmentally sound due to Print-on-Demand technologies.

Buy your books online at
www.get-morebooks.com

Achetez vos livres en ligne, vite et bien, sur l'une des librairies en ligne les plus performantes au monde!
En protégeant nos ressources et notre environnement grâce à l'impression à la demande.

La librairie en ligne pour acheter plus vite
www.morebooks.fr

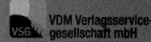 VDM Verlagsservicegesellschaft mbH
Heinrich-Böcking-Str. 6-8   Telefon: +49 681 3720 174   info@vdm-vsg.de
D - 66121 Saarbrücken   Telefax: +49 681 3720 1749 www.vdm-vsg.de

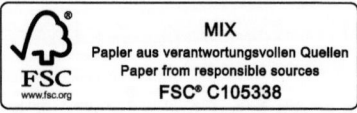

Printed by Books on Demand GmbH, Norderstedt / Germany